L E   P O U L P E

DOCTEUR J'ABUSE

LE POULPE

Mouloud Akkouche	*Causse toujours !*
Serge Meynard	*Lapin dixit*
Chantal Pelletier	*Lavande tuera*
Michel Cardoze	*Du hachis à Parmentier*
Jacques Vallet	*L'amour tarde à Dijon*
Gérard Lefort	*Vomi soit qui malle y pense*
Yannick Bourg	*Les potes de la perception*
Aïdé Caillot	*Le Karma saut'ra*
Alain Puiseux	*Je repars à Zorro*
Alain Bellet	*Danse avec Loulou*
Cesare Battisti	*J'aurai ta Pau*
Lucio Mad	*Dakar en barre*
Stéphanie Benson	*Crève de plaisanterie*
Bruce Mayence	*La Belge et la bête*
Hervé Mestron	*Eva te faire voir !*
Guillaume Darnaud	*Le crépuscule des vieux*
Fabienne Tsaï	*Sans foie ni loi*
Alain Raybaud	*La lune dans le congélo*
Guillaume Chérel	*Tropique du grand cerf*
Jacky Pop	*Les neiges du killerman manchot*
Gérard Lecas	*Satanique ta mère !*
Evane Hanska	*Le bal des dégoûtantes*
Serge Livrozet	*Nice baie d'aisance*
Jean-Luc Poisson	*Le chien des bas serviles*
Laurent Fétis	*L'aorte sauvage*
Hervé Korian	*Les bêtes du Gévaudan*
Woô Mahn	*Docteur j'abuse*

(Les autres titres sont en fin d'ouvrage)

ISBN : 2-84219-089-0
ISSN : 1265-986X

LE POULPE

woô manh

DOCTEUR J'ABUSE

LE POULPE

ÉDITIONS BALEINE

« Je pense qu'il y a plus de barbarie à manger
un homme vivant qu'à le manger mort,
à déchirer par tourments et par gênes un corps
encore plein de sentiment, (...) que de rôtir
et manger après qu'il est trépassé. »

Michel de MONTAIGNE

À Jacky.

À Jean-Louis.

1

Le pas incertain et la verticalité douteuse, Mondian tentait d'une part de regagner son logis, de l'autre d'endiguer le flux de pastis ingurgité. La conjugaison s'avérait difficile. Les premières chaleurs de mai ! se dit-il sentencieusement. Et le nombre de tournées, se répondit-il. Bah !... Il fallait bien se décrasser les fosses nasales de l'odeur chimique de l'usine, où il officiait comme manutentionnaire... Il était arrivé – sans savoir comment, mais on ne sait jamais tout, un collègue avait dû le déposer – aux abords de son quartier. Un îlot pavillonnaire, accroché comme un perdu aux basques du village de Saint-Carmat, la grande banlieue d'Aix-en-Provence...

« 'Tain ! Z'en ont rajouté ! » marmonna Mondian. Une configuration géométrique binaire de rues identiques, flanquées d'impeccables alignements uniformes de maisons siamoises. Et, devant chacune, un jardinet, copie conforme de tous les autres jardinets. L'originalité, en monovision... Seule, la couleur d'un vélo oublié ou d'une table de jardin – verte chez Concon l'année dernière, bleue cette saison –, enfin tous les menus détails de l'existence, témoignaient d'un vestige d'individualité. Des maisons architecturées par un cloneur fou, dont l'ambition suprême avait dû être d'implanter une banlieue à l'anglaise à la sortie d'un patelin provençal. Le crépi vieux rose, pas très vieux mais très décrépi, dont elles étaient toutes nappées sans distinction sociale, luisait doucement dans les derniers feux du couchant. Spectacle à peu de frais…

Peu de monde : l'heure du dîner, de la télé ; et il ne faisait pas encore assez chaud pour dîner dehors – et puis, c'était surtout une obsession des Parigots ! Mondian avait mal au cœur – ses palpitations et le tournis. Enfin merde ! Y'a une de ces baraques qu'est à moi ! Me l'ont pas piquée quand même… Là, des gamins ; ici, des fenêtres ouvertes ou encore, une présence, une activité lui signifiant que ce n'était pas encore gagné… Mondian en aurait chialé. Et puis, tout aussitôt, il se mit à rire de lui-même. Bon sang ! C'est pas vrai, pas être foutu de retrouver sa piaule ! T'es bien sonné, mon gars ! Il allait s'asseoir au beau milieu de la chaussée déserte, histoire de faire un point improbable, lorsqu'il la reconnut enfin, SA maison ! Merci, Dieu des Ivrognes ! Il en rota de satisfaction, tout en enjambant avec précaution l'ersatz de clôture nanifiée. Bien, mon gars ! T'y es presque… Mon lit, c'est tout ce que je demande ! Il fronça alors son appendice nasal qu'il avait large et, à cet instant, fort épaté des relents nauséabonds émanant de chez lui. Un congrès de rats qu'aurait clamsé ? Ou avait-il encore oublié de ranger sa bidoche ? Quelques pas jusqu'à la porte d'entrée, dont il fit jouer machinalement la ronde poignée. La porte s'ouvrit.

Par exemple ! J'ai aussi oublié de fermer la porte ? Mais bien que le fait le troublât quelque peu, il ne s'y arrêta guère. L'odeur en effet le prenait à la gorge, une odeur lourde, âcre, indéfinissable.

AÏE ! Il venait de se cogner la rotule contre un meuble bas ; il n'y avait jamais eu de meuble bas dans le couloir de l'entrée. Mais c'est quoi, ce bordel ! maugréa-t-il, quelque peu dégrisé. Par automatisme, il tâtonna à l'entrée du vaste salon-living, cherchant l'interrupteur. Mais il n'eut pas à allumer. Les derniers rayons pourpres, par la baie vitrée donnant sur la plaine, embrasaient un spectacle incroyable. Les effluves écœurants, irrespirables à présent, émanaient de là, de ce tableau macabre qui s'offrait à son regard halluciné. Une nature morte, très morte...

Face à lui, sur le canapé, une très jeune femme semblait reposer. Une robe de moire violine enveloppait jusqu'aux pieds son corps étendu. Un visage diaphane sous les cheveux sombres épars, telle une cire aux paupières closes méditant une ultime prière ; les mains sagement croisées sur la poitrine dont aucun souffle ne perturbait l'immobilité... Faisant angle avec le divan, une méridienne. Sur laquelle une autre femme aux yeux fermés gisait, la tête enserrée d'un turban, les plis de sa longue robe bleue dessinant un drapé mortuaire. De part et d'autre, pendaient ses bras en geste d'offrande insolite : les mains baignaient, chacune jusqu'aux poignets, dans des cuvettes emplies d'un liquide sombre et épais. Au centre, sur la table basse, se dressaient en pieux menaçants, des cierges inutilisés, entourés par une ribambelle d'ex-feux follets : des petites bougies consumées, aux coulées de lave blanche durcie en folles arabesques autour d'un livre ouvert. La Bible... La scène semblait irréelle, nimbée par le ciel crépusculaire, lumière sanglante pour décor de folie...

Mondian ne parvenait pas à détacher son regard, hypnotisé par ces corps et ces cuvettes de sang figé... Mortes, elles sont MORTES ! hurlait une voix en lui, si loin... Il faut faire quelque chose, faire quelque chose ! Mais il restait planté là, hébété. C'est pas possible, un cauchemar, je fais un cauchemar ! C'est du délirium très mince ! beuglat-il soudain. Sa propre voix résonnant dans le silence sépulcral fit éclater sa gangue d'inertie. Il osa enfin quelques pas vers les femmes figées. Une intuition, ou une force inconnue, le poussa à tourner la tête vers le renfoncement qui servait de bar...

Plus de bar. En lieu et place de son habituel plafonnier, pendait un corps. Un troisième. Au sol, une autre bassine, auréole inversée pleine d'hémoglobine caillée. Lentement, le regard exorbité de Mondian remonta... Tels des appendices surnaturels, des pieds nus émergeaient d'une robe noire qui lévitait dans les airs. Et, au-dessus de cette bannière flottant de façon saugrenue, une tête. Une tête aux proportions bizarres. Une tête un peu inclinée, passée au travers d'une grosse corde, comme une grotesque boutonnière. Des cheveux fous semblaient voltiger autour, reflétant l'or rouge du couchant. Une tête dont les yeux prêts à jaillir des orbites, le fixaient de façon soutenue. Une tête qui lui tirait la langue. Une langue énorme, bleuie, violacée... Une chose monstrueuse qui parut s'animer. Mais ce n'était qu'une énorme mouche, une mouche à merde qui folâtrait... La vision s'incrusta dans les pupilles terrifiées de Mondian. Son palpitant s'emballa dans un tempo endiablé... Il se sentit tomber, partir... Quelque chose scintilla au cœur de son épouvante, une phrase, absurde au milieu de l'absurde... CE N'EST PAS CHEZ MOI !

Le soleil, imperturbable, alla se coucher.

2

Au Pied de Porc à la Sainte-Scolasse, Gabriel Lecouvreur achevait sereinement d'engloutir ses tartines beurrées et son café matinal. Son grand corps dégingandé s'étira de plaisir, ce qui oblitéra momentanément l'espace et la lumière. La longueur de ses bras dépassait en effet quelque peu, voire notablement pour certains, la moyenne, ce qui lui valait le surnom affectueux de Poulpe. Et le Poulpe, en cette douce matinée presque estivale, se sentait dans son élément, attablé près de la fenêtre, son coin favori. *Le Parisien* étalé devant lui, en attente, Gabriel laissa un regard béat courir sur ce décor, si familier et immuable qu'il en conférait aux habitués une sorte de pérennité. Mais, la béatitude n'étant pas ou si peu de ce monde, il flaira soudain l'impalpable électricité qui régnait dans son bar restau préféré.

Il regarda Gérard, le patron. Depuis au moins dix minutes, ce dernier astiquait sans mot dire un coin de zinc irréprochable. L'air un peu contrarié, mon Gros ! se dit le Poulpe.

Gérard, se sentant, enfin observé, soupira à fendre l'âme.

– Ah ! Les bonnes femmes…

Gabriel en conclut qu'une certaine divergence de vues devait l'avoir opposé à Maria, son épouse, pour l'instant invisible ; elle devait traquer le meilleur produit sur le marché d'Aligre.

– C'est la maison de Sainte-Scolasse ? demanda-t-il à Gérard, toujours en train de frotter.

Le village de Sainte-Scolasse bénéficiait d'une double réputation. Primo, son nom était attaché à une recette de pieds de porc savoureuse et, bien qu'affichée au mur du restau, astuces en moins bien sûr, seul Gérard en était le maître de réalisation, incontestable et incontesté. Son croustillant-fondant était inimitable. Secundo, le village abritait le domicile, campagnard et secondaire, du couple Maria-Gérard. Mais l'installation de ladite maison provoquait parfois des discussions houleuses…

– C'est Léon, resoupira le Gros.

– C'est Léon ou les bonnes femmes ? Tu manques de précision, Gégé ! Ou alors, Léon a-t-il décidé de devenir une femme ?

L'un des habitués, au doux surnom de Zanzan, un petit bonhomme fluet qui faisait dans la récup', s'en étrangla dans son blanc sec.

– Léon, l'est dans l'potage à houblon ! Et il rigola comme un bossu, bien qu'aucune protubérance n'apparût sous la chemise, ouverte sur un marcel un peu douteux.

Le claquement sec du torchon de Gérard l'arrêta net. Puis le bout de tissu se remit à polir le même bout de zinc. Intrigué, Gabriel lui demanda :

– Tu prépares les J.O., épreuve patinoire sur zinc ou quoi ! Si tu me disais ce que tu rumines plutôt ?

– J'ai fait un... heu... test ; voilà, j'ai testé une nouvelle bière sur Léon... Et ça l'a rendu malade ! avoua, un peu piteux, le Gros.

Léon n'était pas venu en effet quémander son bout de sucre auprès de Gabriel, contrairement à son habitude. Assis sur son train arrière, le flanc appuyé au comptoir, le regard vitreux et la langue pendante, le vieux berger allemand subtilement paranoïaque et répondant au nom de Léon, semblait porter le poids du monde. Un Sysiphe canin, en quelque sorte – ou une gueule de bois carabinée.

– Mais c'est pas l'pire ! reprit Gérard, s'enflammant soudain. Il a tellement gerbé partout que Maria m'a engueulé. Et tu sais ce qu'elle a osé me dire, hein ?

Zanzan lui coupa la parole.

– Ben, la patronne, elle a pas mâché ses mots ! Lui a dit que s'il recommençait à bourrer Léon, elle lui fil'rait tous ses pieds d'porc ! Les pieds d'porc au clebs ! Aha !

Non seulement Zanzan lui piquait ses effets, mais il se payait sa tête ! Gérard se contint, c'était tout de même un bon client ! Mais merde ! L'image de son plat succulent atterrissant dans la gamelle léonidesque, c'était un cauchemar, un outrage, un blasphème es culinaire !

Ce fut à ce moment que Maria fit son entrée, suivie de Vlad, tous deux chargés de commissions. Elle vint faire la bise à Gabriel et, désignant son mari d'un coup de menton, lui demanda :

– Il t'a dit sa dernière trouvaille ?

– Léon, testeur de bière et nourri aux pieds de porc ! résuma allegro Gabriel.

Et il partit d'un fou rire irrépressible. Son hilarité tonitruante contamina l'assemblée de fidèles, ravis de l'aubaine et Maria se joignit de bon cœur. Seuls, Gérard et Vlad ne se tenaient pas les côtes.

– Ben quoi ! brailla le Gros, d'une mauvaise foi consciente, j'peux pas offrir un nouveau produit à mes clients sans l'avoir essayé ! C'est de l'honnêteté, voilà ce que c'est !

Quant à Vlad, le ténébreux Roumain, un poil clandestin et excellent aide-cuisinier, il avait d'autres raisons. Il réussit à caser au milieu des rires, d'un ton sobre :

– Patron, la prochaine fois, pas la bière ! La bière, ça fait pisser...

Or Vlad était préposé, en sus de ses fonctions, à l'accompagnement sanitaire de Léon lors de ses sorties hygiéniques.

Les rires repartirent de plus belle. Le Poulpe, de joie, se flanquait de grandes claques sur les cuisses. Même le Gros se dérida cette fois.

– Bon, faudrait p'têt songer au repas de midi, dit Gérard prenant son air affairé.

– Bien sûr, lui répondit malicieusement Maria, j'vais mettre la gamelle du chien en route !

Et elle s'en fut vers la cuisine de son pas léger et dansant, flanquée de Vlad et des courses. De nouveaux rires fusèrent.

– N'empêche, c'est de la rigueur scientifique ! reprit Gérard, tenant à avoir le dernier mot.

– Je dirais même plus, Gégé, c'est de la

conscience professionnelle ! Normal que le meilleur ami de l'homme s'attache à cette noble cause ! Mais dis donc ! ajouta Gabriel l'air faussement inquiet, elle n'était pas frelatée au moins, ta bière ?

Gérard s'empourpra.

– Pas du tout ! Léon a un peu dépassé la dose, voilà ! Ça vaut quand même mieux que tous ces produits qu'on expérimente sur les bestiaux ! C'est pas quelques p'tites mousses, même une p'tite gueule de bois qui vont lui ruiner la santé.

– Ça serait dur, vu son état ! En fait, tu te lances dans la bibinessection ?

Gérard jeta un regard soupçonneux à son ami ; il n'était pas sûr d'avoir saisi l'astuce. La meilleure défense étant l'attaque, il s'enquit d'un air rusé :

– Et toi ? Dis-nous donc ce que tu vas encore expérimenter !

– Aujourd'hui, j'envisage, à la rubrique chiens écrasés, l'éthylotest canin... répondit Gabriel, l'air angélique.

La salle se marra de nouveau ; les habitués adoraient les joutes Gabriel-Gérard... Soudain, le sujet de tant d'attentions se mit à ululer sur le mode stridulent. Un contraste surprenant. Ses pattes avant glissèrent sur le carrelage étoilé de mégots et il s'affaissa lourdement, étalé de tout son long comme une grosse crêpe poilue. Le monde bipède semblait animé d'un mouvement rotatoire vertigineux, ce qui dépassait et son entendement et son champ de compétences de gardien d'hommes. Il posa donc précautionneusement sa caboche entre ses grosses pattes, ferma les yeux, rota, bava, slurpa. Et s'endormit. En quelques secondes, il ronflait, tristement mais sans vergogne ni fausse modestie.

Gérard, profitant de l'intermède, se hâta de prendre l'avantage ; et de dévier finement le cap des conversations.

– Alors Gabriel, clama-t-il d'une voix de stentor ameutant ses troupes, vas-tu nous dire si oui ou non, tu te charges de l'affaire ?

L'intéressé rétorqua sur le mode innocent :

– Ça dépend de la marque de la bière !

– Oh ! Lâche un peu, tu veux ! Je te parle des quatre morts dans la maison ! Dans un patelin des Bouches-du-Rhône. Ça a fait la une ! Me dis pas l'contraire, j'suis sûr du coup !

Sûr aussi qu'il avait parié là-d'sus ! Et Gérard n'aimait pas perdre. Question de principe…

Évidemment, le Poulpe avait vu la une. Mais il n'avait pas encore lu l'article en pages intérieures, ce à quoi il s'attela sur-le-champ. Le troquet redevint silencieux – hormis les éructations ronflantes et trépidantes du chien. Gérard attendait, impatient, surveillant Gabriel du coin de l'œil.

– Patron, dit le fluet Zanzan, j'vous parie trois blancs qu'y prend pas !

– Tenu, fils !

Le journal relatait la macabre découverte de quatre cadavres dans un pavillon, aux abords du village de Saint-Carmat. Le double suicide de deux femmes, deux sœurs, qui auraient entraîné avec elles dans la mort la fille de l'une d'elles. La gamine aurait été tuée, puis vidée de son sang. L'une des femmes s'était ouvert les veines ; l'autre, pendue. Toute une mise en scène donnait à croire à un accès de folie mystique. Quant au quatrième cadavre, un voisin, sa mort serait accidentelle : il aurait succombé à une crise cardiaque en découvrant l'horrible scène.

Gabriel reconnut le petit frisson si particulier, ce sentiment de trouble impalpable. Quelque chose, là, entre les lignes, ne collait pas dans le tableau. Une intuition... Il releva la tête et le patron sut qu'il avait gagné sa mise. Le triomphe modeste, sinon les parieurs se défileraient à la longue, Gérard avertit Zanzan qu'il lui devait trois blancs. L'autre soupira, juste pour la forme.

– Seulement, faudrait nous expliquer... relança Gégé devant l'air pensif de Gabriel.

C'était le moment attendu par les habitués. En général, les versions de Gabriel et de Gérard d'un même fait divers, c'étaient comme qui dirait la VO et la VF ; avec sous-titres ou sans...

– Des mystiques ! fit le Gros, méprisant. Comme la secte du temple du soleil...

– Solaire, le temple. La secte du temple solaire. L'autre, c'est Tintin...

– Si c'est du soleil, c'est solaire, non ? De toute façon, ce sont tous des cinglés. J'vois pas ce que le suicide de trois folles du bénitier peut avoir de bizarre ! Et le voisin, genre pas d'bol, il clamse du cœur en les découvrant. C'est clair, non ?

– Et la gamine ?

– Bon, d'accord ; p'têt qu'elles ont un peu aidé la môme. Mais elles, les deux, c'est d'l'eau bénite qu'a mal tourné !

– Les bigotes ne se suicident pas, le suicide n'est pas accepté chez les cathos. Et des grenouilles de bénitier n'oseraient pas mourir en état de «péché»...

– Les cierges, la Bible, tout le saint-frusquin, t'en fais quoi ? La vérité, c'est qu'elles étaient confites en religion, comme les fruits ! Sauf que c'était genre desséché ! Et ça rend dingo, moi j'te l'dis !

– Des frustrées qui se seraient trucidées ? Ça ne tient pas debout.

– Rappelle-toi ! Une fois, y'en a 900 qu'ont dégagé d'un coup !

– Un peu aidés, quand même ! Et puis là, l'image qu'on en donne, ça ne colle pas avec un rituel. Des acharnées du goupillon n'oseraient pas un tel sacrilège en exhibant tout le barda de cureton et, surtout, elles n'auraient pas vidé la gamine de son sang comme un poulet...

Le Poulpe secouait pensivement la tête. L'un des habitués hasarda :

– Un exorcisme, alors ?

– Dans ces cas-là, on fait venir un prêtre. Mais on n'assassine pas la «possédée» et la famille ne se flingue pas pour autant ! Et puis, y a encore un détail qui détonne...

– Quel détail ? ricana Gégé, tu trouves qu'il y en a pas assez, de détails ?

– Il paraît que la pendue, la tante de la gamine, bossait dans un labo. L'alliance du fanatisme mystique et du côté scientifique, ça te paraît naturel ?

– La nature humaine ! fit Gérard d'un haussement d'épaules. On a vu déjà plus curieux !

– C'est bien vrai ! approuva Gabriel, jetant un regard insistant sur Léon. On en apprend même tous les jours !

Le Gros dédaigna l'allusion.

– J'te dis, moi, que c'est le résultat de cerveaux dérangés ! La religion, c'est comme le reste, faut pas abuser !

– Et c'est toi qui dis ça ? Permets-moi d'affirmer que ta démonstration n'est guère étayée par une solide conviction, mon cher Gégé !

– Parce que toi, tu as reçu l'illumination peut-être ? Saint Poulpe ! Que vos tentacules nous protègent ! Sans blague, tu t'excites sur pas grand-chose. Tu vas chercher midi à quatorze heures ! Remarque, c'est l'heure d'été, c'est p'têt ça qui te dérègle le ciboulot... Tu verras ! Tu trouveras rien derrière la sacristie !

– J'aurais plutôt parlé d'autel du sacrifice, non ?

Gérard se foutait royalement des appellations des culs-bénits. Mais il n'aimait pas perdre la face.

– Peu importe, Dieu reconnaîtra les siens !

– Et l'enfer est pavé de bonnes intentions ! conclut Gabriel, en lui clignant de l'œil.

Le Patron savait que, durant quelque temps, on ne croiserait plus la grande carcasse du Poulpe dans le secteur. Le quartier et son bar en perdraient une once de vitalité. Mais il était toujours revenu, non ?

– Fais gaffe à tes miches, Gabriel ! On priera saint Georges pour toi...

3

Cheryl et Gabriel paressaient encore dans le grand lit. Rose, le lit, comme toute la décoration dans l'appartement de Cheryl : couvre-lit, tentures, moquette, jusqu'aux peluches qu'elle affectionnait, tout baignait dans le rose. Gabriel fit une œillade à Marilyn, dans son cadre, puis éternua. Une vieille allergie… La veille au soir, il avait réglé sa note d'hôtel. Cette forme de nomadisme urbain lui permettait de s'embarrasser du minimum. Pas d'affiliation EDF, Telecom et autres fichiers entrecroisés, tel celui de la Sécu. Rien. Le Poulpe étant insaisissable de nature, il glissait entre les mailles du filet qui se resserrait toujours plus, songeait-il parfois. Un clandestin officiel, en quelque sorte ! Ou, plus exactement, une résistance viscérale au centralisme administratif, au fichage généralisé et à sa déshumanisation. Il avait donc récupéré ses affaires, deux simples sacs de sport, qu'il avait entreposés dans le grenier de sa douce. Cheryl, sa base, son pivot, sa fleur de pavot ! Il sourit en l'admirant en lousdé, dans la douce lumière matinale filtrant des persiennes. Assise en tailleur, sensuellement enroulée du drap, elle feuilletait d'un air boudeur le livre qu'il comptait emporter. Elle avait la même réaction à chacune de ses escapades. Pourtant, s'ils ne vivaient pas ensemble, cela ne tenait qu'à elle ! Tout en adorant Gabriel, Cheryl voulait son indépendance et affirmait, à ce sujet, ne pas être une « monomaniaque »… Mais s'ils bourlinguaient chacun de leur côté, ils savaient néanmoins, l'un comme l'autre, où était leur port d'attache... Et cela, ça n'avait pas de prix...

D'ailleurs, Cheryl boudait mais sans réelle conviction. Elle n'aurait su dire pourquoi, un pressentiment ou un machin du genre l'oppressait. Et elle détestait ça. Elle lui brandit le livre sous le nez :

– Tu te mets au taoïsme, maintenant ?

– Pour aller à Saint-Carmat, ça s'impose, non ?

– Ce s'rait pas plutôt pour la région ? lui demanda-t-elle, soupçonneuse.

– Je ne choisis pas les lieux ! Mais la Provence, j'ai rien contre, admit Gabriel en la prenant dans ses grands bras.

– Écoute, Santon de mes deux, mon petit doigt me dit des choses bizarres, reprit Cheryl lovée contre cette grande carcasse qui humait bon. L'odeur d'amour, le matin au réveil... Elle glissa une main coquine sous le drap, rencontra ce qu'elle espérait...

– Seulement ton petit doigt ? murmura-t-il en caressant le corps doux et tentateur. J'aurais plutôt dit cinq contre une...

– Quand on aime, on ne compte pas ! souffla-t-elle. Dis-moi, si au lieu de Tao, je te parlais de tantrisme ?

– Je suis un élève plein d'ardeur... et très éclectique !

– Eh bien, il s'agit du culte des épouses des dieux.

– Vaste programme et plutôt alléchant...

– Tu n'as encore rien vu !

Et Cheryl entreprit alors de lui révéler certains

aspects insoupçonnés du tantrisme. Des pratiques fort réjouissantes qu'elle avait étudiées, apparemment avec beaucoup de soin… Le corps à corps fut à la fois tendre et tumultueux, insolite et bigrement jouissif…

Après l'amour et un p'tit déj' au lit, plus quelques éternuements du Poulpe lors d'une rencontre intempestive avec un kangourou rose tombé des nues, Cheryl revint à la charge.

– Je t'assure, Gabriel ! Mon flair me dit que tu vas au-devant des ennuis.

– C'est une seconde nature ! On dirait que je pars pour l'éternité…, faisant allusion à la fougue amoureuse de Cheryl.

– Oh, pfuit ! Ça ? C'était pour pas perdre, mon grand !

Gabriel soupira, mais elle éclata de rire.

– Je plaisante, ô homme ! Mais promets-moi d'être prudent…

– Je sortirai couvert, promis juré ! Si j'mens, j'vais en enfer !

Elle lui balança un oreiller, rose, à la figure. Re-éternuement.

– Mon céphalopode préféré, un de ces quatre, je f'rai des nœuds… avec ton nœud !

Elle se leva et s'en alla, petite flamme dansante vers la salle de bains. Ses jolies fesses épanouies avaient un charme fou, se dit Gabriel, tout ému. Quant à son pressentiment, bah… Il haussa les épaules. Ça ne signifiait rien.

4

Le TGV le déposa en gare d'Avignon, où il loua une AX noire. Au nom de Julien Santofanti, l'une des vraies fausses identités dont Pedro se chargeait de fournir la paperasserie idoine. Du camouflage social, autre spécialité du Poulpe... Avignon bruissait d'activité et d'accents chantants, en cette fin d'après-midi ensoleillée. Mais Gabriel ne voulait pas s'y attarder, pressé d'atteindre Saint-Carmat, distant d'une bonne cinquantaine de kilomètres. La mauvaise heure, celle des sorties de bureaux, d'usines... Il se mêla donc au flot embouteillé, serpentant au travers des faubourgs, qui poussaient toujours plus avant leurs museaux de ZIC-ZAC-ZOC sur la campagne environnante. Des ZUP en pustules prosélytes, acné industrielle galopante. Même sous le climat de Provence, cette prolifération intensive, hérissée d'énormes placards publicitaires, insultait l'intelligence comme le regard, pollution visuelle en surimpression de celle de l'air... Il évita l'autoroute, dite du soleil même les jours de pluie, et prit la 7, beuglant l'inévitable Trenet, avant de se rabattre, prudemment, sur l'autoradio. Veine ! Il tomba sur le dernier Cure ; la voix sépulcrale de Robert Smith imprégna alors l'habitacle d'ondes étranges...

Plaine et reliefs se succédèrent, comme les patelins, gros bourgs cossus ou simples villages aux airs accueillants, vignes et champs baignés par le couchant. Pourtant, Gabriel ne retrouvait pas certaines impressions d'enfance, lorsqu'il partait en vacances avec tonton Émile et tata Marie-Claude, qui l'avaient élevé à la mort de ses parents. Dans son souvenir, la nationale 7 traversait de grandes voûtes végétales, cathédrales à ciel ouvert ou tunnels feuillus mouchetés de lumière. L'enchantement avait disparu, avec bon nombre d'arbres centenaires… À la hauteur de Noyant, à quelques kilomètres de sa destination, il aperçut un immense terrain de golf. Si le syndrome du gazon à trou-trou était reposant pour l'œil, il n'en relevait pas moins de la même maladie; miasmes délétères du pouvoir et du fric, chronique d'une mort campagnarde annoncée…

Saint-Carmat était un patelin dodu, traversé de part en part par la nationale, comme la ligne dorsale d'une coccinelle. Gabriel s'installa au Lou Cantalou, un petit hôtel restau légèrement en retrait de la route. Une fois restauré, désaltéré à la Gueuze, il se décida d'aller humer l'ambiance nocturne du village. Une placette bordait la nationale, où trônait une grosse statue bouffie, le buste d'une illustre figure locale. L'hôtel de ville - mairie - musée lui faisait un face-à-face pompeux mais logique. Des maisons pas très hautes, trois ou quatre étages, accolées les unes aux autres, soutenaient ainsi leur vieillesse. Après la mairie, une autre place, aux proportions majestueuses, celle-ci; le cœur de Saint-Carmat, à en juger par l'animation régnante… Un troquet, Le Commerce étalait ses tables, s'octroyant un bon tiers de l'esplanade. Sur sa droite, douteuse et désagréable mitoyenneté au goût de Gabriel, l'enseigne du commissariat luisait en lettres néonesques… Des platanes séculaires et plutôt mal-en-point, bordaient toute la place, veilleurs impassibles d'une population bigarrée.

L'ensemble tenait du forum à l'ancienne, avec les pépés matant les jeunesses, du rade à touristes et du lieu de rancard inévitable. Quelques bandes d'ados, soit attablés soit affalés sur les bancs encerclant la place. Babs, grunges, côtoyaient allégrement des crânes un peu trop rasés selon Gabriel. Apparemment, la faune locale semblait du genre aisé. Des mobs pétulantes débarquaient, repartaient, en une chorégraphie bruyante... Le Poulpe se dégotta une table libre, louvoyant sous les regards curieux et se commanda une Mort subite, plaisanterie toute personnelle. Le garçon, monté sur ressort, repartit vers les profondeurs du rade en braillant, une Mort subite, une ! d'un accent ensoleillé... Gabriel prêta une oreille distraite aux discussions des tables voisines. Il happa quelques phrases, du plan infaillible pour la soirée à des considérations plus générales sur l'été qui semblait bel et bien s'installer. Si certains parlaient de « l'affaire », ce devait être de façon discrète...

Parmi l'un des groupes de mômes vautrés sur un banc, une petite nana l'observait sans vergogne. Un air mutin sous une coupe à la hussarde, un jean qui avait dû croiser un bâton de dynamite au niveau des genoux et, en guise de corsage, une brassière appartenant sûrement à un prématuré. Elle se tourna vers ses copines et leur murmura quelques mots, les rires fusèrent. Une arrivée discrète ! soupira intérieurement Gabriel, tout en décochant un sourire éblouissant à la môme. Elle détourna son petit minois d'un air fiérot...

Une fois son ambre sirotée, le Poulpe décida d'aller se dégourdir un peu les gambettes. Au bout de la place, une large avenue baptisée pompeusement boulevard, descendait en courbe paresseuse. Gabriel lui préféra des petites ruelles dont l'éclairage n'aveuglerait jamais personne, fût-ce un albinos. La nuit était claire, heureusement, et le ciel offrait même son tapis d'étoiles. Des chats agglutinés autour d'une poubelle filèrent en râlant... Des bribes de conversation surfaient sur le silence, des loupiotes bleutées signalaient les télés dans les intérieurs. Maisons de pierre ramassées sur elles-mêmes, avec ou sans jardinets en fleurs. Un patelin tranquille. En apparence... L'une des ruelles l'amena en bas du fameux boulevard, qu'il remonta sans hâte. Des éclats de voix en amont brisèrent la sérénité nocturne. Des voix masculines qui, même avec l'accent joyeux du pays, n'étaient guère énamourées. La courbe de la rue lui masquait la scène, il s'approcha doucement, se collant dans l'ombre des murs. Sous l'éclairage falot, il vit les profils de deux loustics, dégaines de petits mastards aux cheveux courts, pas très grands mais style trapu. Leur faisait face un type plus petit encore, mais gabarit fluet. Vêtu d'un jean épuisé, d'une chemisette informe et de sandalettes marron, il leur moulinait gentiment du crachoir, sans aucune hargne :

– Écoute, Tonio, puisque j'vous dis que je ne sais pas où est Ahmid ! Il est pas mon fils, que je sache ! Je me tue à vous répéter qu'il ne me dit pas tout ce qu'il fait !

Le Tonio en question éructa un truc incompréhensible, où il devait être vaguement question de la mère dudit Ahmid. Puis, très distinctement, il affirma d'une voix de faux dur :

– Ouais, Bilou, ça, c'est c'que tu nous dis, hein ? On n'est pas obligés de t'croire ! On sait bien que t'es très pote avec lui, alors tu nous laisses rentrer chez toi, on voit qu'le Ahmid est pas là, on se barre, correct ? Pas vrai, Gus ? en se tournant vers son acolyte.

Le Gus opina du chapeau. Celui-là mériterait bien deux baffes, se dit Gabriel. Si je sais pas pourquoi, lui le saurait sûrement. Du genre à jouer du surin. Dans le dos, de préférence…

– Non, les gars, je rentre chez moi tout seul, j'ai passé l'âge des nounous, reprit Bilou, toujours tranquille comme Baptiste. Ça commence à m'fatiguer, vos histoires…

– Alors tu veux pas qu'on rentre avec toi, t'es sûr ?

– Sûr et certain, Tonio. Je suis crevé et je vais aller dormir, point à la ligne.

L'autre fit un rictus désagréable et alpaga Bilou par le colbac.

– Tu nous files Ahmid et on te fout la paix !

– Ça suffit, Tonio, lâche-moi !

– Quand tu nous auras dit où est Ahmid… Fais gaffe, Bilou, tu sais bien que Gus est un grand nerveux…

– Ouais, l'Bilou, j'ai comme une démangeaison, tu vois ? Genre tournée gratos, je vais t'offrir… balança Gus en se rapprochant de Bilou.

Le Poulpe sortit brusquement de l'ombre et, s'adressant aimablement au dénommé Bilou :

– Un problème ?

Tonio lâcha sa proie et les deux taqués se tournèrent vers Gabriel. Si sa stature les refroidit quelque peu, ils ne le montrèrent pas. Tonio lança même d'un air crâne :

– De quoi tu t'mêles, ducon ? Les Parigots, on leur nique la gueule !

Le Parigot en question écarta les jambes, les pieds un peu décalés, ses longs bras ballants d'un air menaçant. L'ombre ainsi projetée par la lumière du lampadaire avait quelque chose de démesuré. *« Être armé mais garder les mains nues. »*... Les deux loustics hésitèrent. Gabriel surveillait du coin de l'œil les mains du surineur, le devinant tiraillé entre son désir de jouer au découpeur fou et la trouille... Mais leur hésitation dura une poignée de secondes en trop, le Poulpe sentit le rapport s'inverser. Machines arrière...

– Allez Gus, viens, on s'tire ! Rien à foutre de ces connards de merde ! Et toi, le Bilou, t'as intérêt à nous envoyer Ahmid, vite fait, parce que sinon...

Tonio laissa sa phrase en suspens, le balancement du bras du Poulpe n'inaugurant rien de bon. Lui et son collègue s'éloignèrent, en roulant des épaules ; on a sa fierté.

– Merci, dit Bilou avec simplicité, en levant son regard vers Gabriel. Il avait des yeux immenses, des yeux bruns de doux cocker, des yeux qui souriaient...

Même pas furax, un Bilou pas bileux ! pensa Gabriel, le détaillant à la dérobée. Un petit modèle, certes, mais bien proportionné ; un visage aux traits finement ciselés quoique marqués, rides du rire et de la bonhomie sous une tignasse couleur d'encre. Une dégaine de prince hidalgo, se dit le Poulpe...

– J'habite juste là, je t'offre un coup ? Ah ! Moi, c'est Bilou, au cas où t'aurais pas entendu !

– Gabriel.

– Comme archange ou comme prêcheur d'Iroquois, tu tombes à pic ! se poila Bilou…

Ils allèrent jusqu'à une maison lovée entre ses voisines et entrèrent de plain-pied dans une vaste salle, avec un long comptoir sur la gauche séparant le coin cuisine du coin repas. Rustique et accueillant.

– Assieds-toi ! Whisky, pastis, vin… ?

– T'aurais pas d'la bière ?

– Pas d'problème !

– Super ! Dis donc, ils sont tous aussi nerveux que tes sbires, les gens du village ? s'enquit Gabriel en attablant sa grande carcasse.

– Heureusement non ! Mais ces deux-là, ils viennent d'Aix…

Bilou vint s'asseoir, posant devant le Poulpe une bouteille, à l'ancienne, de Lucifer.

– Tu connais ? C'est une marque belge.

– Pas encore, mais je demande qu'à goûter !

Ils trinquèrent donc, avec cette mousse si bien nommée, d'après Bilou, pour vous donner une pêche… d'enfer ! Ils ressentaient l'un et l'autre la sympathie spontanée qui les enveloppait, onde amicale de compréhension naturelle, feeling complice.

– Tonio et Gus, ils ont la tête trop près du bonnet… C'est tout.

– T'es pas rancunier…

– Oh ! tu sais, ici, faut être capable de s'adapter !

– T'es pas du coin ? Remarque, je veux pas être indiscret.

– Y'a pas de lézard ! Non, mon grand, je suis

Parigot, tout comme toi ! Même au bout de quinze ans, t'es encore « l'estranger »… Je suis descendu m'installer ici, avec une nana du pays. La fille s'est envolée et bibi est resté ! J'aime bien cette région… En fait, je suis sculpteur. Mais pour bouffer, je fais dans la restauration de meubles…

– Et tes deux zozos, c'étaient des représentants en marqueterie ?

Bilou rigola.

– Pas vraiment ! Ils veulent être paras, tu vois le genre ? Ils savent pas quoi foutre de leur peau, tous ces minots, ajouta-t-il en se rembrunissant.

– Ça n'a pas l'air si cool que ça, le coin !

– Comme partout, du bon et du dégueu…

Puis Bilou le regarda droit dans les yeux et lâcha avec un petit sourire :

– T'es journaliste ?

– Non, mais…

– Mais c'est « l'affaire » qui t'intéresse ?

Gabriel lui rendit son sourire et admit que, oui, c'était bien l'affaire qui l'intéressait, qu'il aimerait approfondir. Cet énergumène lui plaisait, avec son rire facile et chaleureux, son regard tendre et ironique à la fois.

Bilou regarda sa montre.

– J'ai un rancard, alors j'ai pas tellement le temps de discuter. Mais ça me plaît, que quelqu'un s'occupe de cette histoire, fit-il quelque peu sibyllin.

Sur ce, il proposa à Gabriel, sans façon, de dormir là s'il ne savait où aller.

Le Poulpe le remercia, lui expliquant qu'il avait une chambre à l'hôtel.

– Alors repasse me voir demain matin, on discutera de tout ça. J's'rai à mon atelier, dans la rue derrière, viens voir.

Ils traversèrent une seconde pièce, aveugle. Quelques marches remontaient vers une autre porte, qui donnait sur une ruelle. Une maison biscornue, à l'image du patelin ! songea Gabriel. En longeant la rue, il retomberait sur la place, lui expliqua Bilou. Un bonsoir cordial et chaleureux clôtura leur première rencontre.

5

Une matinée radieuse cueillit Gabriel au réveil. La fenêtre de sa chambre donnait sur l'arrière. Une courette intérieure fleurie, un bout de rue, quelques toits tuilés : un panoramique à l'ancienne, comme une carte postale sépia. La sensation d'un autre temps se pulvérisa lorsqu'il sortit de l'hôtel. La 7 charriait un flot ininterrompu de voitures et poids lourds, aux diesels bien fumants ; décibels et asphyxie lui ramonèrent la charpente de façon très contemporaine... Gabriel déambula jusqu'à l'atelier de Bilou, qui lui fit un grand signe en l'apercevant. Toujours aussi souriant !

– Bien dormi, le grand ? Voilà mon palais ! annonça fièrement Bilou, en lui désignant son antre.

Une ancienne grange aux vastes proportions, sans fenêtre et emplie d'un bordel hétéroclite. Un énorme établi voisinait avec des étagères, des billots de bois, du matériel divers et, disséminés un peu partout, des objets étranges. Suivant le conseil de son hôte, Gabriel, légèrement éberlué, fureta dans cette mine à trésors. Un vieux réveil de bakélite flirtait avec une figurine d'ivoire finement ouvragée, des bouts de meubles s'assemblaient de façon saugrenue. Bilou lui montra certaines de ses sculptures, toutes étonnantes. Une Martienne en bois aux antennes arachnéennes le fixa de ses yeux globuleux, du haut de ses trente centimètres... Ébène, corail, ivoire, porcelaine, cornes diverses... Il y avait une variété de matériaux qui ravit Gabriel. Sans compter les flocons de poussière, les copeaux de bois, la sciure et les toiles d'araignées ! Il se sentait comme un môme venant de découvrir la grotte d'Ali Baba !

Le Ali Baba local se marrait doucement en regardant la grande carcasse du Poulpe, qui ne déparait pas dans son royaume de l'étrange mâtiné farfelu.

– Bienvenue à Saint-Carmat-les-mouches, comme on dit ici ! Because l'été, c'en est envahi.

– Mouches du coche ? lança Gabriel

– Et fines mouches aussi ! Mais c'est plus rare..., répondit Bilou, l'œil pétillant de malice. Tiens, pose-toi là, si tu veux... en désignant un ancêtre de fauteuil en cuir, lui-même se vissant sur un tabouret réglable devant son plan de travail.

– J'ai un boulot à finir, mais ça m'empêche pas de tchatcher...

Gabriel préféra un coin de l'établi.

– Saint-Carmat, ça se présente comment ?

– Un patelin de près de 3 000 âmes, plus en été. C'est comme qui dirait la banlieue aixoise, par ici : les mômes vont y étudier, les gens y travailler...

Quoique ça bosse également sur Marseille, ou Salon-de-Provence… Y'a les générations anciennes, installées là depuis des lustres et puis les nouveaux, qui trouvent à se loger moins cher par ici, d'où l'extension du patelin… Tous les âges, toutes les classes sociales ; des Saint-Carmois de souche, des Ritals, des immigrés… Un vrai melting-pot, mon pote !

Bilou leva les yeux de sa pièce de nacre qui l'occupait, lui sourit puis enchaîna :

– Ils ont construit un wagon de lotissements, de l'autre côté de la 7. Une zone pavillonnaire ringarde ! À côté de ça, ils sont capables de dépenser une montagne de pognon pour leur golf ! Mais les baraques de prolos, c'est merde et compagnie…

– Oui, j'ai aperçu ce golf en arrivant… Dis-moi, c'est dans ce lotissement qu'on les a retrouvés ?

Bilou hocha la tête. Pour une fois, son sourire ne refleurit pas au bout de trente secondes.

– Oui, ça s'est passé chez Madame Perquis et sa fille… Ça nous a tous secoués, cette histoire. Enfin, tous… J'exagère ! Mais personnellement, ça m'a fait de la peine. Dans le genre macabre, c'était plutôt soigné… En prime, leur voisin ! Pété, se goure de baraque et, pof ! une crise cardiaque… Ce s'rait comique, s'il n'y avait pas eu quatre morts…

Gabriel surprit, fugitif, un petit éclat brillant dans le regard, vite détourné, de Bilou. Un mec qui sait encore écraser une larme de compassion, c'est une petite perle de bonheur dans le vaste monde ! C'était une chose qu'il ne parvenait plus à faire, lui, Gabriel. Peut-être la fêlure de l'enfance, la perte de ses parents quand il avait cinq ans. Et puis, aussi, la disparition de tonton Émile et tata Marie-Claude… Le Poulpe se secoua.

– Tu les connaissais bien, les suicidées ?

– Suicidées ? Tu parles, Charles ! Je les connaissais comme ça ; la mère Perquis et Marianne, sa gamine, on se croisait de temps en temps. Une petite veuve tranquille, qui vivotait de sa pension et de petits boulots de couture à côté. Mais je suis bien sûr qu'elle aurait jamais fait de mal à personne, même pas aux mouches ! lança Bilou d'un ton soudain enflammé. Son côté zen qui se mitait… Alors, madame Perquis, zigouiller sa fille, la vider de son sang pour se tuer après, ça tient pas la route, c'est même complètement insensé !

Il y eut un silence, juste strié du frottement rageur du polissoir. Gabriel relança avec ménagement :

– Et la tante, la sœur de madame Perquis ?

– Mamzelle Solange ? Tout le monde l'appelait comme ça. Elle, elle habitait Saint-Aignan, un bled à côté. Une belle petite jeune femme, toujours souriante… Elle venait souvent voir sa sœur et sa nièce. Et puis, pour son job, elle passait aussi chez Halcouche, le toubib de Saint-Carmat. Ce qui fait que c'était un visage familier… Et ça me semble difficile à avaler qu'elle ait pu se foutre en l'air !

– Qu'est-ce qu'on en dit, dans le village ?

– On leur tresse de foutues couronnes mortuaires ! D'accord, la mère Perquis allait à la messe, et p'têt même sa fille et sa sœur aussi ! Mais c'étaient pas des obsédées du culte. Seulement, c'étaient des « estrangères », elles aussi, ça faisait que quatre ans qu'elles vivaient ici… Les traiter de cinglées mystico-dépressives, tu parles ! Ce sont justement les gargouilles d'église qu'ont bavé ça aux journaleux, trop heureuses les commères ! Quant à Mondian, le voisin, c'était un Black, il y en a qui ne le pleurent guère...

– Le côté religieux, soi-disant, ne colle donc pas ?

– Pas du tout ! Pourquoi pas un fantôme, le Saint-Esprit ou le diable, pendant qu'on y est ! On raconte n'importe quoi ; et dans quelques jours, terminé ! Tout le monde s'en battra l'œil !

– Pourquoi ça ? demanda Gabriel, intrigué.

– Enquête classée, mon grand ! Les flics ont déjà suffisamment à faire avec les vivants, alors les suicidés, vrais ou faux ! Entre les bagarres du samedi soir, les minots qui font le tapin sur la 7, les p'tits trafics en tous genres et quelques ratonnades de-ci de-là, ils sont occupés, nos poulagas !

Bilou avait un air bizarre, en replongeant sur son bout de nacre qu'il tripotait machinalement depuis un moment.

– Il y a autre chose, n'est-ce pas ? lui demanda Gabriel avec douceur.

– J'voudrais pas dire de conneries. Mais l'enquête a été si vite expédiée ! J'pense que c'est rapport à la publicité. La môme Solange, elle bossait pour un labo pharmaceutique de la région...

– Comme visiteuse médicale ? l'interrompit le Poulpe.

– Ouais. C'est pour ça qu'elle venait voir Halcouche. Seulement, il se trouve qu'une de nos figures locales du coin, c'est le docteur Fourlant. Et il a un pied dans ce labo..., acheva Bilou d'un ton neutre.

– Tu veux dire que…

La question de Gabriel resta en suspens. Un zouave pommadé, flottant dans un improbable costume jaune et entre deux âges, pénétra dans l'atelier et les salua d'une façon fort précieuse. Le sourire naturel de Bilou ressurgit, lumineux. Il glissa à Gabriel :

– Mon grand, je sais pas trop encore ce que tu cherches. Mais si t'es décidé à fouiller un peu cette affaire, t'auras p'têt besoin d'un coup de main, non ? Alors… on se revoit un peu plus tard ? Chez moi ou ici, fidèle au poste et… dans la joie et la bonne humeur !

– OK, man ! répondit le Poulpe. Il fit un signe à l'apparition canari et fila prestement.

Bien que cette histoire lui apparût de plus en plus tronquée, Gabriel se sentait d'attaque, le charme joyeux de Bilou qui irradiait, sans doute…

6

De son allure dégingandée, Gabriel se rendit au bureau de poste indiqué par Bilou. Juste en face de chez lui, il ne pourrait pas le rater ! La poste occupait toute une bâtisse sans cachet, mais la partie publique se réduisait à portion congrue : deux guichets, une cabine. Le Poulpe trouva tout de même son bonheur, au fil des pages plutôt défraîchies du bottin local. L'installation d'un Minitel serait sûrement pour le siècle prochain…

Puis, d'un pas élastique et vitaminé par le soleil, il repassa à son hôtel se munir de menus accessoires et récupéra son AX. Direction Saint-Aignan, une dizaine de kilomètres… La matinée s'annonçait chaude.

Finement gapetté de toile blanche assortie au blazer chic, le tarin chaussé de R-Ban, le Poulpe sonna à l'entrée d'un petit immeuble. Le domicile de feue mamzelle Solange… Une matrone bigoudisée lui ouvrit, un balai entre des mains de bûcheronne et le visage aussi expressif qu'une sole au fond d'une poêle.

D'une voix lubrifiée d'onctuosité, la prunelle langoureuse, Gabriel lui déclara :

– Bonjour madame ! Je suis le représentant des assurances Bleu du Sud, la compagnie de mademoiselle Octavio. J'aurais quelques questions à vous poser, si vous le permettez…

– Z'êtes qui ? grogna l'amène concierge, d'une voix aussi veloutée qu'un champ de cactus. À tout prendre, Gabriel préférait les cactus.

– Julien Santofanti, des assurances Bleu du Sud, répéta le Poulpe, le timbre bémolisé d'autorité.

– Jamais entendu causer !

C'est le contraire qui eût été rigolo ! se dit-il. Il ouvrit son portefeuille, dévoilant ainsi un beau bifton, puis il le referma d'un coup sec :

– Eh bien, après un suicide, nous faisons toujours une enquête… La routine, ajouta-t-il d'un air blasé.

La grâce avait dû illuminer subitement la matrone, car elle se fendit d'une sourire ou, plus exactement, d'une sorte d'échancrure pauvrement garnie en émail au beau milieu d'un menton gras. Elle ouvrit la porte un peu plus largement mais ne le convia nullement à entrer.

– Vous la connaissiez bien, mademoiselle Octavio ?

– J'suis la propriétaire ! se rengorgea la grosse dame. Trois locataires, que des honnêtes gens ! Pas de Noirs, pas d'Arabes !

Gabriel ne pipa pas ; ça n'empêche pas de ressentir… Harpie-bigoudi bavait à nouveau :

– J'aurais jamais cru qu'elle ME f'rait ça, à MOI, la mamzelle Solange ! Une suicidée ! Vous vous rendez compte, une maison qu'abrite que des…

– Honnêtes gens, je sais, coupa net le Poulpe s'attirant un regard venimeux. Il enchaîna rapidement.

– Donc, rien ne laissait présager le drame, d'après vous ? en insistant sur le vous.

– Sinon, jamais je lui aurais loué ! Une visiteuse médicale, c'est respectable, non ? Moi qui lui faisais confiance ! Ah ! On sait plus à qui se fier, de nos jours…

Gabriel interrompit à nouveau la litanie-dégueulis.

– Je voudrais voir son appartement…

La grosse lui darda une prunelle soupçonneuse. Et avide. Gabriel tâta la poche où reposait son portefeuille :

– Il a des petits frères…

– Faudrait voir d'avance…

– Tst ! Je peux être généreux, TRÈS généreux. Mais il faut savoir me prendre…

Dondon-dondaine n'hésita plus. Se retournant, elle fit quelques pas dans un couloir sombre jusqu'à un escalier valétudinaire dont elle empoigna la rampe.

– C'est au deuxième ! ahana-t-elle. J'ai plus mes jambes de vingt ans…

La connerie, elle, n'a pas d'âge, soupira intérieurement Gabriel.

La matrone ouvrit la porte palière et pénétra en avant-poste.

– Voilà, mais y a pas grand-chose à voir ! À tel point que la police a pas mis de scellés... Ils ont juste un peu fouillé, c'est tout.

C'était bien ce qu'escomptait Gabriel ! Apparemment, la mort de Melle Octavio n'avait pas remué les foules...

– Et puis, j'vais être obligée de me taper le ménage !

Et d'empocher ce qui pourrait traîner, compléta en silence Gabriel. Le studio-kitchenette était meublé simplement, sans rien de particulier à noter. Du fonctionnel ; un canapé-lit, un coin repas, une bibliothèque chargée en revues médicales, quelques bibelots, pas de tableaux, d'ornements...

– Vous n'avez touché à rien ?

Il crut qu'elle allait lui faire une congestion. Sous le coup de l'indignation vertueuse, une mèche s'évada de sa torture en rouleau.

– Non mais dites donc ! Vous me traitez de voleuse ! J'en ai rien à faire de ses hardes ! Une suicidée, ça porte malheur, c'est tout ce que ça rapporte ! Et j'vais être obligée de tout faire enlever et passer les murs à la Javel. Et personne me dédommagera, ajouta-t-elle sur le mode geignard.

Elle regarda le Poulpe par en-dessous, semblant vouloir lui signifier une chose capitale. Mais rien ne vint. Gabriel en avait assez vu et, surtout, assez entendu. Il tourna les talons.

– Hé ! Vous oubliez quelque chose ! clama la mégère

Il lui fit face et lui balança, d'un ton rogue :

– Vous vous rattraperez sur les meubles de la pauvre Solange, non ?

Et il dévala l'escalier crasseux, plantant là la dondon, qui bramait dans son dos des insanités censées le foudroyer, lui et quelques générations à venir…

Dans la joie et la bonne humeur ! se murmura Gabriel pour chasser les miasmes délétères, tout en lançant le moteur de son AX… Son intuition se vérifiait : rien, rien à voir dans l'appartement de Solange. C'était cela dont il voulait s'assurer. Rien, pas un missel, une icône, aucune babiole suggérant une bondieuserie sans limites, pas même un simple crucifix ! Et ce n'était sûrement pas Harpagon-dragon qui avait tout raflé, il en était certain ; trop prudente dans sa veulerie et, surtout, trop superstitieuse, pensez, une « suicidée » ! Pauvre Solange, se dit Gabriel, bizarrement troublé. Le manque d'intérêt, de compassion, envers ces morts paraissait tellement ahurissant. Il rentra sur Saint-Carmat en songeant à cette phrase du Tao : *« Les hommes n'aiment plus mais ils prétendent être braves. »*

7

La maison du docteur Halcouche, près de la place de l'église, se nichait guillerette au fond d'un jardinet fleuri. Selon la plaque apposée sur la grille, ce n'était pas l'heure des consultations ; mais, bien qu'il se sentît en pleine forme, Gabriel poussa le battant en fer forgé, déclenchant un carillon qui résonna quelque part dans la maison. Les suaves senteurs de glycine l'accompagnèrent jusqu'à la porte d'entrée, où il sonna. Pas de réponse. La porte étant ouverte, il pénétra alors directement dans une petite salle, qui, selon toutes probabilités, était vouée à poireauter. Murs chaulés de blanc, alignement de chaises plastique couleur, inévitable table basse recouverte des non moins inévitables magazines. L'œil fureteur du Poulpe enregistra la prédominance de *Fig Mag*... Au fond, une autre porte, qui devait être celle du cabinet lui-même, jugea Gabriel en y frappant.

Un gabarit assez grand, mais à la voussure d'épaules remarquable, vint lui ouvrir. Des cheveux, grisonnants de-ci de-là, surplombaient un visage émacié, au nez proéminent chaussé de grosses lunettes d'écaille, à la lippe molle. La quarantaine environ, mais éreintée. Et excédée...

– Je ne reçois pas à cette heure, vous n'avez pas vu à la grille ? Revenez à quatorze heures... Je prends les visiteurs médicaux en premier, ajouta le toubib d'une voix lasse, après avoir inspecté la dégaine du Poulpe.

– Excusez-moi, mais je suis enquêteur pour les assurances Bleu Roi. Je voudrais vous poser quelques questions, cela ne prendra que peu de votre temps...

– Mon temps ? Mon temps, dites-vous ? l'interrompit le toubib en ôtant ses loupes pour frotter ses yeux globuleux.

Tous un peu zinzins par ici ! pensa Gabriel.

– Entre les consultations, les visites à domicile... Parce que, vous comprenez, le docteur, il peut se déplacer, LUI, même pour un furoncle ! L'informatisation, la gestion, la formation continue, le moutard qu'a décidé de s'étouffer avec un carambar le dimanche matin, le pépé qu'on a oublié sous le cagnard avec le litron de pastis, les tours de garde et j'en passe ! Et pas de secrétaire ! Trop cher ! Juste un foutu répondeur ! Alors, bien sûr, j'ai TOUT mon temps pour recevoir des enquêteurs d'assurance, aucun problème ! Monsieur... ? acheva le toubib, essoufflé, en rechaussant ses écailles.

– Julien Santofanti, bredouilla Gabriel, plutôt interloqué par cette harangue imprévue.

– Oh ! Et puis, après tout..., lança Halcouche. Entrez donc, ça me fera une pause ! Vous ne pouvez pas savoir les problèmes que nous avons, avec cette fichue réforme !

Encore un toubib perturbé de l'option ! se dit Gabriel. Il pénétra à la suite du doc à l'intérieur du cabinet, une pièce de belles proportions et lumineuse. Devant une porte-fenêtre, trônait un large bureau empire, avec sous-main luxueux et babioles non made-in-Taiwan. Un coin s'ornait du kit complet de l'informatisé : ordinateur, imprimante, scanner. Contre un mur, un fax. Plutôt bien équipé, le doc ! jugea Gabriel. À gauche, encore une porte, sûrement le lieu d'examen... Le toubib s'affala dans le fauteuil en cuir, derrière son bureau. Le Poulpe, lui, casa sa grande carcasse dans un fauteuil nettement moins confortable.

– C'est au sujet de l'une de vos patientes, madame Perquis...

– Un drame... épouvantable ! J'étais loin de me douter...

– Apparemment, personne ne se doutait ! rétorqua plutôt sèchement Gabriel. Vous connaissiez bien notre cliente, n'est-ce pas ? En tant qu'unique médecin de Saint-Carmat, je suppose que presque toute sa population vient vous consulter...

– N'exagérons rien ! D'ailleurs, je n'ai repris ce cabinet que depuis une dizaine d'années et il y a d'autres confrères, comme à Noyant par exemple. Sans compter que Aix ou Marseille ne sont pas loin ! Mais il est vrai que je connais bon nombre des Saint-Carmais... Mais, pourquoi cette enquête ? s'enquit-il de façon soupçonneuse.

Gabriel sans sourciller déballa sa salade :

– C'est la règle. Notre compagnie doit établir les résultats de sa propre expertise en cas de mort violente. Suicide... ou non...

Le toubib le scruta de ses gros yeux ; s'il tiqua, il n'en laissa rien voir.

– Mais, enchaîna Gabriel, vous devez être au courant de ce genre de procédure, non ?

– Mes patients, fort heureusement, ne se suicident pas tous les jours !

– Justement, madame Perquis était-elle dépressive ?

– Qui ne l'est pas ! Les soucis, le stress... banal.

– Ne finassons pas, docteur ! Est-ce que vous faisiez suivre à madame Perquis un traitement contre la dépression ?

– Et le secret professionnel, vous en faites quoi ? D'ailleurs, j'ai déjà répondu à la police et ils ont conclu au double suicide, je ne comprends donc pas votre démarche...

Gabriel ignora ses remarques.

– Et sa sœur, Melle Solange, elle venait vous voir souvent, non ?

Le toubib parut troublé.

– Solange, oui... oui, bien sûr. En tant que représentante pharmaceutique, elle me rendait des visites professionnelles...

La conviction semblait lui faire défaut. Gabriel enfonça un peu le clou, pour voir.

– Les commérages vont bon train, n'est-ce pas ?

– Mais ils n'ont que ça à foutre, dans ce patelin, des ragots, encore, toujours ! s'emporta brusquement Halcouche, comme un diable pris de convulsions. Elle est morte, maintenant, alors qu'on lui foute la paix, qu'on ME foute la paix ! conclut-il hargneusement.

– Elle était dépressive, elle avait des ennuis ?

– Solange ? Jamais de la vie ! Qu'est-ce que vous voulez, à la fin ! Ce n'était pas elle, votre cliente !

– Ce double suicide ne vous a pas troublé plus que ça ? Sans parler de la fille, Marianne, qu'elles auraient assassinée !

Le toubib s'effondra soudain, se tassant dans son fauteuil.

– Je ne comprends pas, je ne sais pas... S'il vous plaît, sortez ; laissez-moi...

Le Poulpe ne bougea pas, la déprime toc du doc le laissait froid. Trop fuyant, trop glissant, le poisson. Fallait sortir les tentacules, utiliser l'apparent désarroi.

– Vous connaissez le docteur Fourlant ?

La transformation d'Halcouche fut saisissante. Son teint parut s'éclairer ; et son regard devait être digne de celui d'un apôtre devant un miracle...

– Qui ne le connaît ! Heureusement qu'il est là pour soutenir des médecins comme nous ! Il s'investit beaucoup, vous savez...

Gabriel ne savait pas, mais il était là pour apprendre.

– Il organise bon nombre de rencontres entre confrères, il contribue au développement d'associations de médecins, de filières de soins, de la formation médicale continue, par différents biais... Nous lui devons beaucoup, par ici. Il est peut-être à la retraite, mais quelle activité, quelle vitalité !

Gabriel avait vu juste, c'était carrément le Messie en personne !

– C'est simple, sans lui, jamais je n'aurais pu moderniser mon cabinet aussi vite et aussi bien, continua de s'extasier le toubib, emporté par son élan.

Ce dont profita illico Gabriel.

– C'est lui qui a financé votre matériel ? lança-t-il de façon détachée, en désignant du menton les joujoux à puces.

– Pas directement, bien sûr ! Mais en me confiant des protocoles...

Le docteur s'interrompit net. En avait-il trop dit ou bien ces derniers mots avaient-ils ranimé de sombres pensées ? Toujours est-il que son enthousiasme retomba comme un soufflé de Cheryl et son visage se referma.

– À présent, il faut que vous partiez...

– Une dernière question, docteur. Leur voisin, Mondian, c'était aussi l'un de vos patients ?

Halcouche eut l'air aussi ému qu'une sardine en boîte. Il marmonna, d'un ton de plus en plus exténué :

– Ça me complique encore les choses...

– C'est tout l'effet que ça vous fait ?

Décidément, ça virait à l'antipathie viscérale !

– Vous ne comprenez pas, sa mort me touche bien sûr, comme... comme les autres. Je sais, je vous parais cynique, mais il faut bien se blinder... Mais qu'est-ce que vous croyez, vous autres !

Le Poulpe n'en voyait pas d'autres, mais il s'abstint de couper le toubib dans sa bouffée.

– Que nous roulons sur l'or, nous les toubibs de ville, pire ! de cambrousse ! Installez-vous à la campagne, vous verrez ! Mais comment croyez-vous qu'on peut s'en sortir, hein ? Avec tout ce qu'on nous impose ! Ça n'a rien d'une sinécure et je vous épargne les détails !

Ça, c'est gentil, pensa Gabriel. Mais la diatribe doctorale lui parut tomber comme des cheveux sur la soupe.

– Mondian était-il votre patient, oui ou non ?

– Oui. Il devait même faire partie du panel de mon étude...

– Vous pourriez éclairer ma lanterne ?

– Je voulais le recruter pour un test sur le Lyzor.
– En français basique ?
– Un nouveau médicament anti-hypertenseur, sorti il y a peu… Voilà, je vous ai tout dit. À présent, je veux que vous partiez. J'ai un monceau de travail, articula le toubib d'une voix basse. Il se leva, invitant du regard Gabriel à l'imiter.
Pour l'instant, il n'en tirerait pas davantage, songea le Poulpe en dépliant ses longues jambes. Mais il allait approfondir la question…
– Docteur, au plaisir ! lança Gabriel en agitant la main et en se pressant de sortir.
Le toubib grommela des paroles indistinctes.
Plutôt cyclothymique, l'olibrius ! conclut Gabriel en se retrouvant à l'air libre. Le temps était magnifique.

8

Gabriel traversa Saint-Carmat à grandes foulées dynamiques, regagnant la place du Bailly. L'heure de l'apéro approchait et les parasols pimpants abritaient du monde. Il repéra Bilou et vint s'affaler à ses côtés. En sa compagnie, il y avait la toute jeune fille qui, la veille, l'avait dévisagé en rigolant. Sous son léger hâle, elle rougit un peu en reconnaissant Gabriel. Il y avait aussi un jeune gars, au visage placide.
– Mina, Ahmid ! s'exclama joyeusement Bilou.
Puis, leur désignant Gabriel du pouce :
– Après la bannière étoilée, la badiane étoilée, je vous présente le sélacien étoilé !

– Attends, vieux, dit Gabriel en croisant les regards ahuris des deux autres, tu voudrais pas nous filer les sous-titres ?

– Le nain que vous voyez là, fit Bilou en s'adressant aux deux ados, s'appelle Gabriel. Comme l'ange. Et l'ange, c'est un poisson marin de l'ordre des sélaciens…

Le Poulpe tressauta ; dans son délire, le feeling de Bilou le rapprochait bizarrement de son vrai surnom ! Ce dernier enchaînait :

– …Étoilé, parce qu'hier, il est tombé du ciel, au bon moment ! Pile-poil ! J'vous ai raconté, avec Tonio et Gus… Même que c'est après toi qu'ils cavalaient, Ahmid !

Cela n'entraîna, comme bouleversement sismique chez Ahmid, qu'un simple :

– Ces connards !

Un p'tit gars laconique…

– T'es content de ta matinée ? lui demanda Bilou.

– Y a du bon… répliqua Gabriel, sans plus de précision.

Bilou capta cinq sur cinq le message et enchaîna avec Mina.

– J'lui ai dit que t'étais copine avec Marianne…

Gabriel n'avait pas souvenance de ce détail, mais bon, il faisait confiance à Bilou. Mina, vêtue comme la veille de son jean dynamité et de son haut pour nourrisson, darda des prunelles noires sur Bilou. Le petit minois finement dessiné se fit boudeur. Pas jolie, pensa Gabriel, mais belle comme une petite sauvageonne ; une petite flamme, rétive, profondément touchante…

– T'as pas à raconter ma vie, Bilou ! J'le connais

pas, moi, ton pote ! d'un ton claquant. Elle regarda Gabriel droit dans les yeux, provocante :

– De quoi tu t'mêles d'abord ?

– Si ma mémoire ne m'abuse, c'est le sieur Voltaire qui a déclaré, si l'on doit des égards aux vivants, on ne doit que la vérité aux morts...

Mina se trémoussa, mal à l'aise.

– Pas la peine de déballer ta science ! Marianne et moi, on était copines de classe, point. Et ça m'fout les boules, putain d'merde ! Toutes les conneries qu'on dégoise sur elle ! J'sais pas c'que tu veux, mais si c'est pour déblatérer cul bénit and co, va t'faire foutre !

Gabriel renonça à lui expliquer que cette invit' serait un plaisir, il n'eut pas le temps. Mina s'éloignait déjà, à petites foulées rageuses, son petit cul moulé tressautant gracieusement. Ahmid n'avait pas bougé d'un cil.

– Elle est un peu soupe au lait, ta copine, ou c'est une idée que je me fais ? s'enquit Gabriel.

Bilou rigolait à perdre haleine.

– Bah ! Elle est comme ça, Mina, faut savoir la prendre... Elle reviendra, lâcha Ahmid, quasi expansif.

Bilou redevint sérieux :

– Tu sais, je crois qu'elle est vraiment bouleversée. Derrière son air de matador, elle est fragile. C'est une chouette môme. Tête de mule, tête brûlée, capable de mille conneries, mais un cœur d'or.

Ahmid approuvait de la calebasse. Un minimum d'efforts... pour un maximum d'effets.

– Tu bois un coup, Gabriel ? Bilou, sans attendre la réponse, hélait déjà le serveur à ressorts.

Ahmid, refusant une deuxième tournée, se leva :

– Bon. Faut que j'y aille. À plus... Souple et fin, il se faufila entre les tables, une anguille racée...

– C'est un grand bavard, çui-là ? demanda Gabriel.

Bilou lui décocha son sourire si rayonnant.

– J'les aime bien, ces minots. Ahmid, c'est une crème ; il adore Mina et heureusement qu'il veille au grain ! Elle navigue à vue, alors des fois, elle s'embarque dans de drôles de galères...

Le sourire se voila, la phrase resta en suspens. Le garçon apportait les boissons, pastaga pour Bilou, une Chicada à la pression pour Gabriel.

– Mais qu'est-ce qu'ils lui voulaient, à Ahmid, les deux décérébrés d'hier soir ?

– Oh ! C'est une longue histoire, avec Mina au milieu... Si tu me racontais plutôt ta matinée ? dévia gentiment Bilou, retrouvant tout son entrain.

– Pas grand-chose de concret, mais des confirmations d'intuitions. Solange avait l'air aussi férue du goupillon que toi et moi... À propos, tu avais commencé à me parler du docteur Fourlant...

– Fourlant, c'est notre potentat ou notre nabab local ! Ex-gros ponte à l'hôpital de la Timone, à Marseille, dans je ne sais quel service. À la retraite, mais y fait bosser du monde dans la région ! Des marrons sur plusieurs gazinières, à ce qu'on dit. Un pied dans le labo pharmaceutique, un pied dans l'usine de produits chimiques... En excellents termes avec le maire, et vas-y que j't'inaugure un truc et un machin. Ah ouais ! Y a aussi le « village d'artistes » !

– Késaco ?

– Un hameau abandonné, vers Noyant. Fourlant et le maire ont décidé de le réhabiliter en ateliers d'artistes.

– Ça n'a pas l'air de t'enthousiasmer ?

– Leur conception du village d'artistes ressemble plutôt à celle du zoo, tu peux me croire !

– Une vitrine ?

– Ouais, mais dans quel but, ça je l'ignore, fit Bilou en mimant avec les mains l'immensité de son ignorance.

– Ils t'ont proposé de t'y installer ?

– Ouais, le maire en personne, mon pote ! se marra Bilou.

– Et tu as refusé ?

– Je me trouve très bien installé ici, répondit le sculpteur soudain sérieux. Primo, je ne veux rien devoir à ces gugusses ; secundo, je n'ai aucune envie de filer ma caution à leurs magouilles, quelles qu'elles soient. Les artistes, ils s'en branlent comme de leurs premières chaussettes, tu peux me croire !

– Et il habite où, Fourlant ? demanda Gabriel, sentant que le sujet devenait pesant à Bilou.

– Sur la route d'Eguyes, Superbe propriété, bicoque ultra-chic, bâtie par le dernier architecte à la mode, tout le toutim quoi…

Une voix enjôleuse l'interrompit :

– Vous m'payez un coup, les mecs ?

– Bien sûr Mina, lui répondit Gabriel.

Le petit minois de chat sauvage avait ressurgi à l'improviste.

– Toi, t'as pas vraiment la dégaine d'ange gardien !

La vacherie sous la mimique innocente, une ouverture, pensa Gabriel, acquiesçant en silence. Bilou devait compter les points…

Tout aussi impulsivement, Mina se mit à débiter sombrement :

– Marianne et moi, on est… on était copines de classe. Je l'ai vue, le jour du… du drame. On n'avait pas cours, mais j'l'ai rencontrée en fin de matinée… Oh ! Pourquoi j'lui ai pas proposé de rester avec moi ! Elle… elle…

Bloquant un sanglot, Mina reprit bravement :

– Elle avait l'air turlupinée. J'lui ai d'mandé pourquoi. Elle m'a répondu qu'elle savait pas trop. Sa tante avait appelé le matin et après, sa mother avait eu l'air toute retournée. Mais Marianne avait pas réussi à lui faire dire pourquoi…

Gabriel et Bilou échangèrent un regard lourd de sens.

– De toute façon, Solange venait déjeuner chez elles, le midi. Alors Marianne comptait bien lui tirer les vers du nez et…

La voix de Mina dérapa à nouveau, mais elle continua :

– Marianne m'a dit, faut qu'j'y aille, j'te racont'rai. Et elle m'a filé rancard en fin d'aprèm'… Mais pourquoi ! Hein, pourquoi ? éclata Mina et les larmes coulèrent enfin.

Ça ne s'adressait à personne en particulier, alors Gabriel et Bilou attendirent la fin de la crise. Mina se moucha d'un revers de bras, esquissa un pâle sourire.

– J'ai l'air conne, hein ? en regardant Gabriel.

– Pas du tout Mina. T'as l'air de quelqu'un qui sait ce qu'est le chagrin. C'est pas pareil et…

Elle se leva précipitamment et lança, cavalant déjà à moitié :

– Je… je repasser'ai !

Un vrai feu follet cette gamine ! se dit Gabriel qui demanda à Bilou, sur le mode faussement désabusé :

– Donne-moi ton avis : ai-je dit une connerie ?

– Ça, mon pote… Et si on allait se casser une p'tite graine, je t'invite ! répondit Bilou, l'œil gourmand.

Dans la joie et la bonne humeur, malgré tout…

9

Après un déjeuner arrosé de quelques Gueuze rafraîchissantes, un pétard confectionné avec l'herbe de Bilou, culture personnelle enrichie de quelques secrets de fabrication, Gabriel s'en retourna à son hôtel. Une certaine torpeur le gagnait, la chaleur, le rythme du pays. La pensée se faisait sinueuse, avec du flou dans les arrière-plans… Il s'efforça pourtant de synthétiser ce qu'il avait appris… Madame Perquis semblait mener une vie tranquille, sans embrouilles. Ni elle ni sa sœur n'avaient, apparemment, de raison de se suicider et encore moins de tuer Marianne. Quant au délire mystique, c'était du vent… Non, la seule piste qu'il sentait, c'était du côté de Solange. Et puis, ce docteur Fourlant qui revenait souvent sur le tapis…

Il appela Cheryl. Ils échangèrent quelques mots tendres, puis Gabriel lui demanda si elle était toujours en aussi bons termes avec le docteur machinchose.

– C'est pas machin chose, c'est le docteur Christiani, corrigea Cheryl, qui ajouta : tu m'as offert un staphylo doré en lousdé ?

– Qu'est-ce que tu racontes ? s'inquiéta Gabriel, légèrement déphasé.

– Je raconte, très cher, que tu me téléphones de l'autre bout du pays pour me demander de filer chez mon gynéco ! Que dois-je en déduire ? susurra-t-elle, imaginant la tête de Gabriel.

À l'autre bout du fil, en effet, la mine s'allongea.

– J'savais pas ! Mais c'est pas pour ça…

– Tu me rassures ! D'autre part, si tu envisages, brusquement, la contraception masculine, je…

– Cheryl ! s'exclama Gabriel. Tu me laisses parler ? reprit-il plus doucement

– Absolument, rigola-t-elle. Je suis tout ouïe. Et même oui et encore oui ! La question est : quand ?

Le Poulpe poussa un gros soupir en guise de réponse. Mais qu'est-ce qu'elle avait dans le crâne aujourd'hui !

– Alors, beau gosse, je t'écoute ? relança Cheryl.

Gabriel lui expliqua enfin les renseignements dont il avait besoin. À la fin de son topo, le rire cristallin de Cheryl retentit à nouveau :

– Tu m'envoies au feu, mais que ne ferais-je pas pour toi ! gloussa-t-elle.

– Bon… euh, si tu peux avoir mes infos d'une autre façon, au contraire ! rétorqua Gabriel d'un ton acide. Ce n'était pas l'escapade possible de Cheryl qui le titillait, mais l'image du gynéco. Ça l'avait toujours mis mal à l'aise, sans raison valable d'ailleurs…

Cheryl, sachant cela pertinemment, le fit encore un peu mariner, puis lui demanda d'un ton angélique :

– Dis-moi, tu connais le prénom du docteur Christiani ?

– Rien à foutre ! grogna-t-il.

– Sois pas grossier ! Claire, son prénom. ELLE s'appelle docteur Claire Christiani, gros bêta ! Je vais donc virer ma cuti…

Gabriel éclata de rire, Cheryl voguant pour Lesbos, c'était nouveau !

– Tu fais comme tu l'sens, ma douce ! Bizarre, hein, comme il se sentait soulagé, espèce d'hypocrite ! se dit-il.

Ils conclurent câlinement.

– Mouais, toujours des promesses, rien que des promesses ! râla Cheryl en raccrochant.

Dans la foulée, le Poulpe appela « Au pied de porc à la Sainte-Scolasse ».

– Gérard ? C'est Gabriel.

– Tiens donc ! Le Poulpe fait surface ! annonça Gérard à la cantonade. Tu te rôtis les miches au soleil ? Parce qu'ici, hein…

– Gérard, tu peux me passer Vlad ? le coupa Gabriel.

Le Gros faillit en avaler de travers.

– Vlad ?! Pourquoi Vlad ? Il veut parler à Vlad ! brailla-t-il, à la fois pour le combiné et pour la salle.

– Et qu'est-ce que tu lui veux, à Vlad ? beugla à nouveau Gérard.

– Que tu me le passes ! Tu sais, Vlad, ton aide-cuisinier ? Eh bien, tu l'appelles, tu lui dis de venir jusqu'au téléphone et tu lui transmets le morceau de plastique que tu tiens dans ta menotte. Tu penses y arriver ? fit le Poulpe d'un ton patient.

À l'autre bout, Gérard devait arborer un rouge pivoine saisissant ! Gabriel entendit une petite voix timide :

– Patron, vous voulez que j'appelle Vlad ?

À laquelle répondit la voix de stentor :

– Félix ! Tu ne bouges pas !

Puis, ce fut une intonation plus douce, quoique vaguement inquiète, Maria :

– Mais qu'est-ce qu'il se passe, Gérard ?

– Il se passe que Môssieu Gabriel veut parler à Vlad, voilà ce qu'y s'passe ! tonna à nouveau la voix de Gérard, crachant dans le combiné.

– Ben, passe-lui au lieu de braire ! Tu ne te sens pas bien, Gérard ? entendit encore Gabriel. Suivi d'un tonitruant :

– Moi j'vous l'dis, le Poulpe y s'est fait insoler !

Puis, des bruits divers et variés et, en arrière-fond, la même petite voix timide :

– Ben patron, il a p'têt kèk' chose à lui d'mander, à Vlad, kèk chose que vous savez pas…

Celui-là, ricana intérieurement le Poulpe, il va avoir droit au regard à s'en recroqueviller jusqu'aux chaussettes ! Enfin, la voix de Vlad le salua, à l'autre bout du fil.

– Salut Vlad, j'ai besoin de tes lumières, répondit Gabriel.

– Mes lumières ?

– Je sais que tu potasses le Vidal et que tu te

tiens au courant, question nouveautés médicales...

– C'est de la légende tout ça !

Gérard et tous les habitués devaient sûrement se dévisser les feuilles de chou pour écouter !

– La légende m'a dit aussi que tu chouraves les journaux médicaux ! Alors voilà les infos que j'aimerais avoir...

Et Gabriel lui fit un petit topo qu'il conclut d'un :

– Transmets à Cheryl, OK ?

– OK, m'sieur Gabriel ! dit Vlad fort cérémonieusement.

En raccrochant, Gabriel se mit à rire franchement. Il imaginait Gérard, fumasse, mais surtout, crevant de curiosité, demander à Vlad :

– On peut savoir ? Parce que, moi, les messes basses sans curé...

Et le grand et sombre Roumain de s'en retourner vers ses cuisines d'un simple :

– Patron, vous êtes pas curé !

Mais le Gros s'en remettrait...

Gabriel décida de s'octroyer une courte sieste. L'image de Cheryl en surimpression sensuelle finit par balayer toutes les autres... À défaut d'être crapuleuse, la sieste serait réparatrice. Comme lui dit le Tao :

« Et c'est dans la profondeur et non dans l'extérieur qu'il puise la connaissance. »

10

L'après-midi finissait dans une langueur tiède, une bonne heure pour les balades, estima Gabriel, qui roulait en direction d'Aix, toutes vitres ouvertes. La circulation était plutôt dense, comme aurait dit bison clouté. Mais il s'en foutait ; à petite allure, il avait le temps de savourer le paysage… Il bifurqua sur la départementale, vers Eguyes. Champs et vignes firent place à des coteaux boisés. Gabriel repéra l'embranchement indiqué par Bilou et s'engagea sur une petite route très étroite qui serpentait, grimpant au travers d'une pinède odorante. Un kilomètre plus loin, il vit l'allée de pierres menant au domaine de Fourlant. Laissant sa voiture à couvert sous les pins, Gabriel marcha jusqu'à la haute grille. De part et d'autre, des ifs énormes et taillés au cordeau encerclaient la propriété. La grille ne laissait rien voir ; il sonna donc à l'interphone-vidéo, présentant son meilleur profil, si tant est qu'il en eût un ! se railla-t-il.

– Monsieur Chandleur, journaliste à *Vogue*, annonça Gabriel.

Un bourdonnement, puis les battants de fer s'ouvrirent, découvrant une allée aux moelleuses sinuosités. Des bouquets d'essences rares pavanaient entre des plages de gazon d'un vert LSD. Des massifs de fleurs aux couleurs somptueuses s'enchâssaient dans des reliefs du terrain, leurs teintes se répondant les unes aux autres dans une harmonie sûrement très étudiée. L'ensemble était saisissant, tout comme les fragrances subtiles qui chatouillèrent les narines de Gabriel. Au détour d'une ultime courbe, il finit par atteindre la maison. D'un seul niveau, toute en verre fumé et bois, elle dessinait une géométrie inhabituelle. Pas de murs banals, mais de larges baies vitrées formant des angles curieux ; puis, en alternance, des espaces pleins, ronds et renflés, cassant les lignes... Devant, une esplanade de graviers où stationnait une Range Rover. En contrebas, entre un rideau d'arbres, un miroitement bleuté annonciateur d'une piscine... Effectivement, une sacrée bicoque ! songea Gabriel. Ça tenait de l'hacienda grand luxe et de la maison futuriste.

Un grand Black, tout de blanc vêtu, s'avança vers lui et s'inclina légèrement :

– Monsieur désire ? d'un voix curieusement atonale.

– Je suis journaliste à *Vogue* et j'aimerais rencontrer le docteur Fourlant. Nous voudrions réaliser un reportage photo sur sa demeure.

– Monsieur en sera certainement très heureux, mais Monsieur est absent pour la journée. Monsieur aurait dû téléphoner auparavant...

Comment faisait-il pour s'y retrouver avec tous ces « Monsieur » ! se demanda Gabriel, un peu perturbé par cet accueil compassé et cérémonieux. Les rapports « patrons-domestiques », il pouvait pas saquer...

– Et madame Fourlant, elle n'est pas là non plus ?

L'autre, toujours impassible, lui répondit :

– Il n'y a pas de madame Fourlant, Monsieur.

– Je peux jeter un coup d'œil, malgré tout ?

– Je crains que ce ne soit pas possible, Monsieur, sans l'accord de Monsieur. Si Monsieur veut bien téléphoner, Monsieur sera là les jours qui viennent. Je me ferai bien sûr un devoir de prévenir Monsieur de votre visite, Monsieur.

Pas possible, il allait le saouler avec son emballage de «Monsieur» !

– Oh ! Ce n'est pas la peine, je l'appellerai pour lui en parler moi-même.

– Comme Monsieur le désire. Au revoir, Monsieur.

– Au revoir, MONSIEUR ! lança sereinement le Poulpe, tout en tendant la paluche.

L'autre, totalement ébahi, la lui serra machinalement. Gabriel savoura cette petite revanche sur les employeurs de larbins. Il sentit, tout en rebroussant chemin, le regard du Black qui s'attardait longuement dans son dos…

Le Poulpe récupéra son AX. S'il n'avait rien vu, hormis la somptuosité du cadre, il n'en éprouvait pas moins une certaine satisfaction. Un petit repérage n'est jamais inutile…

11

Bilou l'avait convié à un dîner fin, concocté avec talent et amour sur son fourneau antique. La fenêtre ouverte sur le boulevard offrait des bouffées de nuit tiède, un petit bout de l'étoffe étoilée du ciel : autres suaves ingrédients que Gabriel savourait, détendu. Une nuit de Provence éternelle, rêvait-il… Soudain, ils entendirent des cris au loin, une sirène de pompiers… Gabriel se déplia d'un coup et allait franchir le seuil de la porte, Bilou sur ses talons, quand Ahmid déboula en sens inverse. Il acheva sa course contre le poitrail du Poulpe, percuté dans son dos par Bilou.

– Oh ! les mecs ! brailla Gabriel, l'heure du sandwich…

– Vite ! l'interrompit Ahmid d'une voix haletante. C'est Mina ! Faut une lampe de poche ! Grouillez !

Bilou se propulsa dans les profondeurs de sa baraque.

– On s'est engueulé. Elle est montée sur le toit, expliqua plutôt succinctement Ahmid, durant ce court intervalle.

Au pas de charge, Bilou revint muni de deux torches. Ils se propulsèrent tous les trois dehors et remontèrent le boulevard en cavalant. Ils devaient former un drôle de trio, pensa Gabriel. Lui en tête, avalant le bitume à grandes foulées, Ahmid juste derrière et Bilou, qui tricotait des gambettes pour les rejoindre… La place du Bailly grouillait ; clients attablés en terrasse, badauds debout, assis, aux fenêtres, toutes ces têtes étaient levées à l'unisson. On se serait cru un 14 juillet, lorsque la foule attend le feu d'artifice. Mais là, le foyer de convergence de tous ces regards, c'était le toit d'une des maisons en bordure de la place. Un camion de pompiers stationnait devant, les casqués dépliaient l'échelle…

– Là-haut ! intima Ahmid d'un souffle, leur montrant une petite silhouette dressée sur le toit, ombre chinoise se découpant sur l'écran stellaire.

– Enlevez vot' putain d'échelle ou je saute ! hurla la voix de Mina.

Ça représentait une chute de quatre étages… Il y eut un bref conciliabule entre les pompiers et l'échelle se figea, comme atteinte d'une crampe bizarre.

– J'vous emmerde tous ! Bande de salauds ! gueulait Mina.

Gabriel observa un gros flic en tenue. Bien campé sur ses courtes jambes, écartées en posture agréée du pisseur, il s'acharnait sur un porte-voix qui refusait de fonctionner. Alors, de sa seule voix de stentor n'ayant nul besoin d'ampli, il rugit, imbu de son rôle et du prestige de son autorité en jeu :

– MINA ! Je t'ordonne de descendre ! IMMÉDIATEMENT ! C'est le brigadier Jouhaux qui te parle !

Au cas où des touristes ignoreraient son nom et son grade…

– Les keufs, j'les encule ! T'approches, je saute ! Et t'auras ma mort sur la conscience, gros lard ! répondit la voix de Mina, frôlant l'hystérie.

Le gros lard s'empourpra, quelques rires fusèrent.

– Je sais par où elle est passée, souffla Ahmid. Seulement, moi, elle voudra pas me parler…

Le Poulpe, Ahmid et Bilou se faufilèrent à travers la nuée de curieux, toujours plus nombreux. Un spectacle, en nocturne et gratuit ! Gabriel enregistra au vol soit des paroles angoissées, soit des railleries, des rires gras et même… des paris. Une drôle de boule lui obstrua la glotte.

Ils dépassèrent la place, laissant la foule, contournèrent le pâté de maisons. Une quincaillerie à l'enseigne vieillotte fit affluer de fugaces filaments de souvenirs à l'esprit de Gabriel. Juste à côté, ils s'arrêtèrent devant un renfoncement barré d'un mur de parpaings. Une brèche à mi-hauteur leur permit de s'engouffrer à la queue leu leu et d'atterrir dans une courette pleine de détritus.

Ahmid leur désigna l'entrée dévastée d'une maison à l'abandon.

– Ça communique au niveau des toits. Mais faut faire gaffe, c'est délabré.

Effectivement, la lumière de leurs torches leur révéla un escalier de bois plus que vétuste. Bilou faisait une tête bizarre. À la question de Gabriel, il avoua qu'il avait le vertige et qu'il se voyait mal sur un toit.

– De toute façon, on n'a pas besoin de monter à trois. Il en faut un pour rester ici. J'y vais avec Ahmid, le rassura Gabriel en lui décochant une bourrade affectueuse. Bilou le remercia d'un regard.

Le Poulpe s'engagea dans l'escalier, Ahmid sur ses talons. Quelques gros rats ventrus détalèrent devant les faisceaux des torches. Ils grimpèrent en surveillant chaque marche, le bois trop vermoulu de certaines ayant cédé. Chacun des trois paliers successifs offrit le même spectacle de désolation, sous une nappe épaisse de poussière mêlée de cochonneries. On laisse pourrir des baraques, alors qu'il y a tant de sans-abri ! rumina Gabriel... Ils finirent par arriver au dernier étage. Une échelle de meunier permettait d'atteindre le vasistas menant au toit. Gabriel s'y hissa puis aida son compagnon. Vu de là, ça faisait une bonne marche qui les séparait de la rue ! Ahmid, avec l'agilité d'un matou, le précéda dans l'escalade de la toiture qui partait en pente douce. Gabriel crapahuta à sa suite, pestant intérieurement contre certaines tuiles glissantes et les fientes de pigeons, qui n'arrangeaient rien. Ils parvinrent au faîte du toit qui surplombait de quelques centimètres celui de la maison contiguë et s'y aplatirent. D'en bas, ils étaient invisibles.

Mina était juchée en contrebas, agrippée à une cheminée. Le regard de Gabriel enregistra l'ensemble, la vue plongeante sur la foule massée, sur Saint-Carmat. Et, là-bas, insoucieuse, la lune jouait au croissant. Ahmid appela doucement Mina, à peine à quelques mètres d'eux.

– Mina ! C'est moi, Ahmid !

– Fous l'camp ! J'en ai marre de vous, j'en ai marre de toi ! J'en ai marre ! Tu comprends ?

– S'il te plaît Mina ! J't'en prie, remonte ! supplia-t-il.

– Casse-toi ! Casse-toi ou j'saute, je te jure que j'saute ! fit-elle de sa petite voix aiguë, tout en levant les bras.

De la place, un « OH » monta comme une vague. Ahmid harponna le bras du Poulpe. Les larmes ruisselaient sur le visage du gamin.

– Elle en est cap' ! Elle est cap' de tout !

– Mina, c'est moi, Gabriel ! appela-t-il doucement.

– Vache, les keums ! Vous êtes montés à combien ? Juste pour moi ? Y'a d'la demande sur mon cul, hein ? Oh ! les connards en bas ! brailla-t-elle, vous voulez un p'tit strip ? Hein ? Gratos ! Devant bobonne, avant d'aller tringler une pute !

– Mina, lui dit fermement Gabriel, viens. J'ai besoin de ton aide...

– Qu'est-ce que tu racontes, va t'faire foutre, ducon !

Mais il sentit qu'il avait accroché son attention. Elle se cramponnait à nouveau à la cheminée.

– Tu veux m'sauter, c'est tout, comme tous ces porcs en bas ! reprit-elle sauvagement.

– Désolé, mais c'est non, Mina.

– J't'plais pas ? J'suis pas assez bien pour toi, c'est ça ? Une pauvre gourde qui sait rien foutre !

– T'es une fille bien, Mina. Et y'a pas que moi pour le dire. Ahmid tient à toi. Et Bilou…

– D'la merde tout ça ! J'en ai marre, mec ! J'en ai marre de cette vie de conne !

Gabriel vit son corps menu s'agiter, de gros sanglots montèrent vers eux. Ahmid se tenait coi à ses côtés, retenant son souffle.

Le Poulpe continua, sur le mode très doux :

– Mina, regarde vers nous. Tu vois ? Tu n'as qu'à me tendre le bras. Nous avons besoin de toi, tu sais, de toi et de ton sourire, ton si joli sourire. Tu peux pas leur donner cette victoire, tu comprends ? Sinon, ce sont les gros cons comme tu dis qui auront gagné…

– Tu peux pas comprendre, mec…

– J'peux essayer, Mina ! Viens, viens s'il te plaît. Je te le demande pour tous ceux qui essayent, justement…

– J'ai… j'ai peur, souffla-t-elle, levant la tête vers lui.

Ils croisèrent leurs regards. Et, malgré les larmes, malgré la souffrance, ils surent l'un et l'autre que la vie l'emportait.

Mina se détacha de la cheminée. En bas, on dut

croire qu'elle allait sauter car une nouvelle clameur monta vers le ciel. Mais elle se tourna vers le sommet. Gabriel tendit le bras vers cette petite main qui pointait dans sa direction, remerciant, pour une fois, d'être nanti de si longs abattis ! Leurs doigts se rencontrèrent. Puis Ahmid vint à la rescousse et, à deux, ils la hissèrent de leur côté du toit. Ils reprirent leur souffle quelques minutes, le temps que les sanglots de Mina, assise entre eux, s'apaisent.

– J'ai encore l'air conne, hein ? en reniflant.

– Tu crois que c'est important ? répondit Gabriel en lui étreignant le bras.

– Ah ça, t'es conne, ouais !... lui murmura Ahmid avant de lui prendre la tête entre les mains et de l'embrasser goulûment.

– Dites, les enfants, faudrait penser à décaniller avant qu'ils trouvent le chemin ! lança Gabriel, partagé entre le soulagement, l'émotion et la rogne. Foutus mômes !

– Y'a pas d'danger qu'y trouvent ! ricana Ahmid.

Ils entreprirent la descente, tout aussi prudemment, jusqu'au plancher des vaches. Bilou leur adressa son sourire éblouissant ; il avait retrouvé ses couleurs et sa bonne humeur.

– Ben les amis, quelle aventure ! fit-il gaiement, en franchissant à son tour le mur de parpaings.

Il expliqua au Poulpe leur itinéraire, contourner la place, traverser la 7, faire une boucle, repasser la 7 et arriver chez lui par le bas. Gabriel s'en foutait. Il avait les jambes en flageolet, le souffle un peu oppressé. Mais, hormis ces menus détails, la vie à la campagne était fort reposante, il pouvait bien faire encore dix fois le tour de ce fichu patelin ! Derrière eux, Mina et Ahmid flirtaillaient, étroitement enlacés. Et une réconciliation, une !

12

Un quart d'heure après, le quatuor arriva enfin chez Bilou et s'installa dans la petite arrière-salle, attenante à la principale. Par prudence, ils bouclèrent tous les volets. Le Poulpe sentit une bouffée de claustro monter, il détestait les pièces sans fenêtre ! Pour le mettre à l'aise, Bilou enfourna dans le lecteur un CD de Siouxie et servit, fort à propos, des canettes de Delirium Tremens. Ce qui fit rire Gabriel, au moins un qui ne perdait pas le nord !

Ahmid roulait un pétard, affichant à nouveau son air placide. Cependant, il ne s'éloignait pas de Mina de plus d'un centimètre.

– Jouhaux va te faire chier, lui dit-il posément.

– J'm'en fous ! répliqua-t-elle d'un ton sauvage.

– Faudrait juste que tu te montres pas trop, pendant quelques jours…

– Les flics vont pas débarquer chez tes vieux ? intervint Gabriel, après avoir savouré quelques gorgées de sa brune.

– Mon vieux, j'l'ai jamais connu. Ma mère, elle fait pute sur les parkings des routiers. Alors, avec Jouhaux, elle s'arrange… lui répondit très calmement Mina.

Un si charmant village ! songea Gabriel. Ici ou ailleurs, suffisait de gratter l'écorce… Il commençait à mieux comprendre le geste de l'adolescente.

– On peut aller planquer au hameau, si tu veux…, proposa Ahmid en inspirant une grande bouffée de son pétard.

– Tu connais ? s'enquit le Poulpe en prenant son tour de joint.

– Temps en temps, z'ont besoin d'un coup de main pour retaper les baraques. J'me fais des tunes…

Ahmid revenait à son débit naturel, laconique et paisible. Le Poulpe s'énerva un brin. Ce n'était peut-être pas très zen, mais il en avait marre des infos distillées au compte-goutte !

– Pour ce soir, j'ai mon compte en sensations suspens et j'aimerais pouvoir aller dormir ! Alors, si vous vous déboutonniez un peu plus rapidement ?

Mina rougit. Ahmid toussota. Et Bilou sourit.

– Au hameau, y'a pas mal de gus, d'immigrés… comme moi, fit Ahmid d'un ton neutre. J'sais pas s'ils sont en règle, en tout cas, on les emmerde pas. Moi, j'veux pas savoir ce qu'y branlent, ni faire partie de leur clan. Je bosse juste pour eux de temps en temps…

– T'es con, lâcha Mina. Si t'étais avec eux, les paras te foutraient la paix !

Bon sang ! soupira intérieurement Gabriel. C'était quoi encore cette embrouille ! Ahmid dut sentir son irritation car il se magna d'expliquer.

– Elle parle de Tonio et Gus, les mecs que t'a croisés l'autre soir. Ils sont sur Aix, mais Tonio a sa grand-mère au patelin… Ils aimeraient alpaguer Mina et ça les dérange qu'elle soit avec moi… Je suppose qu'ils aimeraient se défouler sur bibi, vu qu'ils peuvent pas aller casser de l'Arabe au hameau.

– Et pourquoi ça ?
– Dans un petit bled, on sait vite les codes. Fourlant s'est réservé une baraque, au hameau. Il est même venu avec le maire, genre inauguration, je ne sais quoi. Alors on sait que c'est territoire gardé, pas de bordel.
– Mais c'est quoi, ce hameau, je croyais que c'était un truc d'artistes ?
– Oh ! Y a bien des peintres, des ateliers… Mais moi, j'aime pas, je veux pas me mêler de ce truc, conclut Ahmid d'un air buté.
– Tu vois, je t'avais dit que c'était pas clair ! ajouta Bilou, et sans sourire.
Tout ce que Gabriel retenait, c'est que le bon docteur Fourlant apparaissait encore une fois… Mina, qui le fixait depuis un moment d'une moue rêveuse, murmura soudain :
– Merci.
S'ensuivit un silence, angélique et brumeux. Gabriel se sentit ému. Très ému…
Bilou rompit le charme d'un ton joyeux :
– Bon, pour ce soir, vous dormez là, mes cœurs. Et on discute pas, les tourtereaux, au lit ! Vous connaissez le chemin… en leur montrant l'étroit escalier en colimaçon, au fond de la pièce. Puis, s'adressant à Gabriel :
– Et toi, le nain ? Y'a encore de la place, tu sais ! Et puis, ça m'f'rait plaisir…
– Faut que je repasse à l'hôtel, mais… merci ! refusa gentiment le Poulpe.
– Comme tu l'sens, mon grand ! Sur ce, je vais coucher la marmaille… dans la joie et la bonne humeur !

Mina, impulsivement, se pendit au cou de Gabriel, lui chuchotant à l'oreille :

– J't'aime bien, mec !

Bon, pour ce soir, le Poulpe avait fait le plein en émotions, il était temps d'aller pioncer !

13

– J'te réveille ?

La voix de Cheryl dans le combiné, tonique et pleine d'ardeur : l'exact contraire de l'état de Gabriel, qui reluqua l'heure d'un œil embrumé.

– Sept heures, merde ! T'es tombée du lit !

– Pas possible ! répliqua Cheryl catégorique. Je me suis pas couchée ! Ceci dit, le réveil du mollusque manque de chaleur ! J'te dérange, peut-être ? ajouté sournoisement.

– Tu as juste interrompu mon rêve. J'apprenais des figures inédites du Kama-Soutra à une créature, hum… magnifique !

Cheryl rétorqua d'un ton acidulé :

– T'es bien sûr que c'était qu'un rêve ?

– Hélas, rigola-t-il, gratis pro Deo !

– Ce qui signifie ? fit-elle, franchement acide.

– Rien ma douce, rien. Mais faut que j'te dise… c'était toi, la créature magnifique !

Au bout du fil, Cheryl ronronna :

– Alors, surtout, n'oublie pas la leçon !

Après quelques minutes du même tonneau câlin, Cheryl lui apprit en riant, que Gérard était furieux. Vlad avait obstinément refusé de lui dire le pourquoi de son appel. Du coup, Gérard boudait.

– Bah, il se déboudera ! Alors, tu me sors le topo ?

D'un ton fort sérieux, Cheryl lui transmit méthodiquement les informations recueillies.

– Docteur Fourlant, soixante-neuf ans, veuf, sans enfant. Cardiologue à la retraite, membre du conseil de l'Ordre des médecins. S'occupe activement de formation médicale continue auprès des généralistes de sa région. Grosso modo, il s'agit d'une remise à jour permanente des connaissances, un enseignement pour toubibs, si tu préfères. C'est devenu obligatoire avec la réforme, mais les modalités de mise en pratique et de contrôle sont encore floues. Enfin bref, Fourlant organise des séminaires et autres rencontres entre médecins. Ses thèmes de prédilection : le dossier médical informatisé, les généralistes et l'insécurité…

– Quoi ?

– Comme j'te l'dis ! Les infos viennent de ma toubib, certifiés véridiques ! Et ce n'est pas le premier à se soucier de ce thème ! Il y a déjà eu des thèses, des rapports, basés sur des enquêtes, anonymes bien sûr, auprès desdits généralistes.

– J'ignorais…

– Y a pas que toi. Ça circule surtout entre toubibs. Bon, je continue ? Son autre grand dada, ce sont les essais thérapeutiques. Il anime des symposiums pour apprendre aux médecins l'art et la manière de recruter des patients pour tester des produits.

– Et, évidemment, il est lié à un laboratoire pharmaceutique…, marmonna Gabriel.

– Ça, pour être lié… Il préside le conseil d'administration du laboratoire Viralux. Un des rares petits labos indépendants, que l'on dit. Et qui tourne plutôt bien… Et puis, quand il ne s'occupe pas de raouts médicaux, il soigne sa réputation à coups de mécénat. Son labo distribue ainsi quelques bonnes bourses bien remplies, pour diverses études. Il peut aussi donner dans l'artistique… Mais ce n'est pas tout !

– Dis-moi, ce gus, il respire quand ?

– Je ne sais pas, pouffa Cheryl.

Puis, elle reprit d'un ton plus dur :

– En tout cas, il ne manque pas d'air ! Il est dans la mouvance des amis de la fondation Levieux-Trismard. Tu sais, cette Fondation qui a été reconnue d'utilité publique et dont fait partie la femme de l'ex-secrétaire d'État à la santé ; fondation que l'on soupçonne très fortement de se faire le chantre de l'anti-avortement… Ah oui ! j'allais oublier…

– Parce qu'il y a encore autre chose ? soupira Gabriel.

– Un petit accessit : Fourlant a des parts dans une usine de produits chimiques…

– Et dans la boucherie, rien ? râla-t-il.

– Ça, Claire pouvait pas me rancarder ! gloussa-t-elle.

Enregistrant le prénom, Gabriel glissa soudain, mine de crayon :

– Dis donc, à propos… Tu ne t'es pas couchée… ou tu n'as pas couché ?

Cheryl lui susurra, sensuelle :

– Mon grand, au réveil t'as les neurones moins vifs que ta queue ! Mais je serai magnanime, ô homme ! Je ne me suis pas couchée ET je n'ai pas couché. Ma toubib n'est pas mon genre ! Alors, heureux ? ajouta-t-elle guillerette comme pas deux.

– Bon... euh... Et du côté de Vlad? reprit Gabriel un peu gêné, mais au fond très satisfait... ce qu'il se garda bien d'avouer à Cheryl !

– Ah ! Très intéressant... Au sujet du médicament en question, le Lyzor, Vlad a découvert une monographie, c'est comme ça qu'on cause, officiellement visée, approuvée et étoilée par l'Agence du médicament, à insérer dans le Vidal. On y trouve à la rubrique pharmacodynamie : «La réponse au traitement par Lyzor est plus faible en moyenne chez les patients de race noire que chez les autres, comme avec les autres médicaments qui agissent sur le système rénine-angiotensine.»

– En clair ?

– Ça veut dire que les Blacks réagiraient moins bien au traitement contre l'hypertension. Ou inversement : si tu réagis moins, c'est p'têt que t'as du sang noir dans les veines ! Inutile de te dire qu'il n'y a pas d'études sérieuses sur la question, du moins, ouvertement ! Vlad a fouillé un peu plus. Il n'y a pas de tests officiellement en cours sur ce médicament. Du coup, j'ai fait vérifier par ma toubib. Normalement, le protocole d'essai doit être soumis et accepté par le CCPRB...

– Centre de couillonnage pour ramassis de benêts ?

– Comité consultatif de protection des personnes dans la recherche biomédicale. Il n'y a pas eu de demande de protocole auprès de ce comité.

– Et je suppose que le Lyzor sort des labos Viralux ?

– Tout juste, Auguste ! Bon, j'espère que ça

t'aide ? Parce que c'est pas le tout, faut que je me prépare. Je suis une pauvre travailleuse, moi…

– Tu vas pas dormir ?

– Tu rigoles ! J'ai certaines clientes aujourd'hui qui n'acceptent que mes douces mains pour leur tripoter le crâne…

– Ben, bon courage !

Tout à coup, Cheryl changea complètement de registre :

– Gabriel, t'es prié de faire gaffe à ton cul ! Tu promets ?

– J'fais toujours gaffe à cet endroit-là, tu sais bien ! faussement vertueux.

– Fais pas chier, bonhomme ! J'aime pas la gueule de mes intuitions en ce moment, OK ?

– OK, ma douce, OK, répondit Gabriel, bizarrement remué.

Ils conclurent tendrement, se bisoutèrent en paroles et raccrochèrent.

Le Poulpe se sentait partagé. L'abattage, le peps de Cheryl et l'étrange émotion de la savoir reliée à lui, fils invisibles mais si présents, le dynamisaient, le réconfortaient. Mais toutes ces infos s'avéraient troublantes. Si la mère de Marianne menait une vie paisible, Solange par contre avait approché des eaux à l'aspect saumâtre. Ce qui le foutait en rogne, c'était l'indifférence et l'hypocrisie quasi générale du village. Pourtant, ils avaient croisé ces femmes, cette gamine, avaient dû discuter avec elles, rire même ! Hormis quelques-uns, comme Bilou, Mina, Ahmid, tout le monde acceptait une version irréaliste, mensongère, sans plus de questions. Bel hommage à leur mémoire !

Il ouvrit son livre au hasard :

«Il n'y a pire désastre que de sous-estimer son ennemi.

Sous-estimer son ennemi, c'est courir à sa propre perte.»

Ça promettait…

14

La chaleur vibrionnait légère, en cette matinée pas grasse du tout – du moins au goût de Gabriel. L'air frémissait encore de cette virginité joyeuse offerte chaque jour, tous les possibles pouvaient advenir. Et même l'impossible, se dit le Poulpe… Il s'était décapé d'une douche tiède, sous laquelle le plaisir de s'époumoner fut malheureusement interrompu par un voisin timoré, ou n'appréciant pas la musique; puis, il s'était allégrement caféiné et substanté de tartines grillées remarquables, le pain d'ici étant quasi de la brioche… À présent, il déroulait sur l'asphalte doucement luisant ses grandes foulées, plutôt remonté du ressort. Et la rage n'y était pas pour rien…

Les tables extérieures du Bailly s'étalaient et une agitation inhabituelle régnait sur la place. Rien à voir avec l'incident de la veille : c'était jour de marché qui s'étendait tout au long du boulevard, bien après chez Bilou. Ça discutait, s'interpellait, avec accents chantants et odeurs alléchantes. Le Poulpe flâna le long des commerces à ciel ouvert. Il dégotta sur un stand couvert de vieux bouquins, d'illustrés et divers objets non identifiables, un Edgar

Allan Poe de 1947, illustré par J.-C. Bourcier, traduction de Baudelaire. Le vendeur, grand escogriffe à la tête en figue, le lui fourgua pour dix balles. Peut-être par générosité d'esthète... Après les derniers étals, le boulevard changeait de nom, redevenant simple rue. Il aperçut le complexe sportif. Piscine, courts de tennis, Saint-Carmat était bien équipé... Poursuivant son chemin, il arriva quasiment à la sortie du patelin, là où les champs succédaient aux habitations. Effluves du Sud, mêlés au chant des cigales, craquetant à cœur joie... Gabriel remonta paisiblement vers le centre-ville, par des ruelles encore inconnues, jusqu'à la place de l'église...

Comme la veille, la grille du docteur Halcouche était ouverte et, comme la veille, le tintinnabulement du carillon accompagna le Poulpe jusqu'à la porte d'entrée. Il traversa la petite salle à poireau, pénétra dans le cabinet. Décidément, ricana Gabriel, soit le toubib n'était pas méfiant et suivait mal les enseignements de son Messie, le sieur Fourlant ; soit il attendait du monde en permanence, en l'occurrence lui...

Penché vers l'écran de l'ordinateur, reflété en lueurs dansantes sur ses grosses lunettes, le médecin lança le rituel, sans même tourner la tête :

– Le cabinet est fermé, revenez à partir de...

– Salut, doc ! l'interrompit Gabriel, qui s'avança jusqu'au bureau.

Halcouche leva la tête, l'air toujours aussi épuisé et soupira profondément :

– Encore vous ! Mais bon sang ! Qu'est-ce que

vous voulez encore ? Je n'ai absolument pas le temps ! conclut-il courroucé.

– Vous devriez fermer votre porte, vous n'avez pas assez écouté Fourlant sur l'insécurité ! Cela dit, je voudrais des détails sur ce nouveau médicament et sur Mondian…

– Encore l'un de vos assurés ? ironisa le toubib sans relever l'allusion à Fourlant. Je n'ai rien à vous dire, sortez !

– Moi, au contraire, je suis persuadé que vous avez des choses passionnantes à raconter !

Halcouche, pour toute réponse, pointa le doigt de manière autoritaire vers la sortie.

Le grand mou se rebiffe ! admira Gabriel, qui tourna les talons brusquement. La clef du cabinet était sur la porte, il la verrouilla. En quelques enjambées, il rejoignit le médecin, l'alpagua par ses revers, le décolla de son fauteuil et l'envoya valdinguer contre le mur. L'autre s'y affaissa, se retrouvant cul par terre, l'air totalement effaré.

– Mais… mais, je ne vous permets pas ! Vous êtes malade !

– Les malades, c'est votre spécialité, non ? Mais rassurez-vous, je suis en pleine forme, vous voulez que je vous montre ?

Afin de mieux illustrer ses propos, Gabriel leva l'un de ses battoirs, de façon fort explicite. Il se dit que la résistance du doc n'en demanderait pas davantage, pour l'instant ; jeune, mais pas foncièrement dynamique…

– Ne… ne me frappez pas ! gémit Halcouche. Je ne supporte pas la violence.

– Moi non plus, brailla Gabriel, et alors ?

Le Poulpe pensa qu'au fond, il était même un gars très doux. Fallait pas l'énerver, c'est tout…

– Mondian ? reprit-il sur le mode rogue.

– Mais qu'est-ce que vous voulez que je vous dise ? Vous êtes complètement cinglé, mon vieux !

Finalement, il s'avérait plus coriace que prévu, ce brave doc. La baffe partit, les lunettes tressautèrent. Dans la joie et la bonne humeur…

Halcouche déchaussa ses loupes pour s'essuyer les yeux et débita d'un flux précipité :

– Vous voulez savoir quoi ? Que Mondian faisait partie du groupe de patients que j'avais choisis pour tester le nouvel antihypertenseur ?

– Déjà dit. Mais expliquez-moi le topo.

– Les laboratoires ont besoin de tester leurs nouvelles molécules ou nouveaux produits. Pour leurs essais thérapeutiques, ils embauchent des médecins recruteurs, chargés de trouver les patients correspondants aux critères requis. Les malades qui acceptent devront se soumettre à un certain protocole ; il y a des examens, des questionnaires, etc. Et le médecin recruteur, outre le suivi médical, collecte toutes les données et les remet au chargé d'enquête…

Autrement dit, pensa Gabriel, au labo. À la fois juge et partie…

Le toubib fit mine de se lever, le regardant d'un air interrogateur. Le Poulpe acquiesça silencieusement et posa un coin de fesses sur le bureau. Halcouche se releva, épousseta vaguement sa devanture et s'avachit dans son fauteuil, juste à portée de Gabriel, qui enchaîna :

– Les résultats des tests sont rendus publics ?

– Heu… ça dépend. Dans le cas d'une nouvelle molécule, oui, car le labo souhaite obtenir une A.M.M… une autorisation de mise sur le marché, ajouta illico le toubib, louchant du côté de Gabriel.

Halcouche toussota, crachota puis reprit :

– En gros, un laboratoire qui veut mettre en vente son produit, fournit les résultats de ses études à l'Agence française du médicament. S'ils sont probants, elle délivre l'autorisation. Mais il peut y avoir des études visant simplement à améliorer un conditionnement, ou à s'ajuster en fonction des effets secondaires… Il y a des tas de raisons !

– Les enquêtes sont quand même officielles ? demanda sournoisement Gabriel.

– Pas forcément, répondit Halcouche, dont les mains s'entrecroisaient nerveusement.

– Donc, vous expérimentez sur des cobayes humains ?

– Ce ne sont pas des cobayes ! s'insurgea le toubib. Il y a d'abord des tests *in vitro*, sur l'animal, la formulation galénique. Et ensuite seulement, des essais cliniques…

Gabriel continua, impassible comme un fakir :

– Mais les résultats de ces expérimentations ne sont pas vraiment contrôlables, puisque pas rendues publiques systématiquement. Des médecins, tels que vous, transmettent donc une masse de données à des labos, sans bien savoir à quoi elles seront utilisées. Il n'y a eu aucune demande officielle pour tester le Lyzor !

– Mais où voulez-vous en venir ? fit le doc, l'air soudain très inquiet.

– C'est moi qui pose les questions ! Qui vous a

recruté pour cette étude à laquelle vous vouliez associer Mondian ? Fourlant ou Solange ?

– Je… je ne peux rien vous dire, comprenez-moi, mon vieux…

Gabriel soupira longuement, examinant ses mains.

– Doc, c'est vous qui avez la comprenette difficile. Ça va vous faire mal, ça va me faire mal. Est-ce bien utile ? Je réitère donc, qui vous a contacté ?

– J'ai promis le silence… articula Halcouche.

Une autre gifle. Les loupes valsèrent, le toubib les rattrapa au vol.

– Ma contribution à l'étude physiologique de la dilatation ! rugit Gabriel.

Le docteur cligna des yeux et ânonna, d'un air oppressé :

– Fourlant. Il m'a contacté lors d'un symposium. Il avait besoin de faire des tests, mais dans la plus grande discrétion, par rapport à la concurrence… Il craint les fuites. Après tout, qui me dit que vous n'êtes pas envoyé par un labo concurrent ?

Le Poulpe fit mine de lever à nouveau la main. Mais il lui balança juste une question :

– Vos autres patients prévus, ils étaient Noirs eux aussi ?

Le toubib écarquilla des soucoupes.

– Je… je n'ai prévu que quatre, enfin trois, patients. Noirs et Arabes…

– Fourlant vous a demandé de sélectionner en fonction de la race, hein ?

– Oui, reconnut Halcouche

– Et ça ne vous a pas choqué !

– Choqué… ce n'est pas ça. Justement, le but de son étude est de suivre une population… heu, spécifique. Qui subit des stress liés à l'immigration, aux problèmes d'intégration, enfin, des conditions différentes…

Le toubib retrouvait de sa morgue, il s'emporta :

– Le but du docteur Fourlant est au contraire de mieux cerner les pathologies de cette population, pour mieux adapter la médication !

– Vous vous foutez de ma gueule !

Le Poulpe commençait à éprouver plus que de la rogne. Tout ça schlinguait… Et l'autre qui la jouait quasi humanitaire !

– Ouais, reprit-il méchamment, Fourlant veut sûrement comprendre les non-effets de sa potion sur les non-Blancs !

Halcouche passa par diverses teintes du crayeux au cendré, une gamme de nuances grisâtres qui, en d'autres circonstances, aurait pu amuser Gabriel…

Le toubib essaya de ramasser quelques lambeaux d'une dignité bien incertaine :

– De quoi vous mêlez-vous, tout cela ne vous regarde pas ! De plus, je vous rappelle que nous avons un code de déontologie ! Ce n'est pas du tout ce que vous insinuez ! Et tous les médecins prêtent le serment d'Hippocrate !

– Un ferment d'hypocrites, oui !

Gabriel en avait assez. Assez entendu, assez baffé. Et puis ce toubib, avec ses airs quasi grandiloquents, allait le rendre malade, un comble, non ? Il partit sans un mot, en claquant la porte. Il eut juste le temps d'entendre un vague gémissement, style « Oh ! mon Dieu ! ».

Ouais. Dieu n'avait pas grand-chose à foutre dans ce binz. Par contre, le doc Fourlant…

15

En sortant de chez Halcouche, Gabriel s'aperçut que la matinée radieuse et chaude ne tenait pas ses promesses. Comme son humeur, la luminosité avait perdu quelques diaphs. La douce chaleur s'était évanouie et les augures viraient au noir, sous le troupeau bêlant de nuages qui s'amenaient. Il fonça jusqu'à l'atelier de Bilou. Fermé. Au pas de gymnastique, il fit le tour jusqu'à l'entrée donnant sur le boulevard. Rebelote, porte et fenêtres fermées, pas plus de Bilou que de beurre en branche. Peut-être au Bailly ? Mais à la terrasse du troquet, les prémices orageuses avaient fait fuir les clients. Par contre, il croisa Ahmid, dont le visage s'éclaira en le reconnaissant :

– Salut, Gabriel ! Bien dormi ?

Le Poulpe lui demanda s'il savait où était Bilou, mais Ahmid n'en avait aucune idée. À leur réveil, à Mina et lui, l'oiseau n'était déjà plus au nid, ni à son atelier. Ils avaient donc fermé et laissé la clef dans la boîte aux lettres. Pratique habituelle des invités de Bilou.

– Pourquoi tu te frappes ? lui demanda Ahmid, le scrutant attentivement.

Gabriel ne se frappait pas ; il pouvait éventuellement frapper, si besoin était ! Mais il aurait bien aimé discuter avec Bilou. Toute cette histoire commençait à lui flanquer de sérieuses aigreurs, peut-être le changement de temps. Il n'allait tout de même pas avoir des pressentiments tous azimuts comme Cheryl !

– Et Mina ? s'informa-t-il.

– Rentrée chez elle. Dur réveil.

Gabriel apprécia la concision, Ahmid était quasi bavard ce matin.

– T'as un truc urgent, là, maintenant ? J'aimerais faire un tour au hameau et je comptais sur Bilou…

– Allons-y, fit Ahmid d'un haussement d'épaules.

Ce garçon frôlait la logorrhée, songea le Poulpe en lui emboîtant le pas.

Ils allèrent récupérer la voiture de Gabriel. La présence de son 45 sous le siège avant, arme fournie par les bons soins de Pedro, ne lui paraissait pas une précaution inutile.

Le ciel charriait la lourde cohorte nuageuse, dont les teintes gris-noir pesaient sur le paysage. Peu de monde sur la route de Noyant… À quelques kilomètres, un mamelon se détachait, perdu au milieu des champs. Ahmid le lui désigna comme étant le hameau. On apercevait bien quelques toits, en effet, mais c'était tout. Un chemin caillouteux partait de la nationale, Gabriel y engagea la voiture. Pas la peine de tenter une arrivée discrète : de là-haut, on devait repérer tout nouvel arrivant sans problème. Une excellente situation stratégique ! songea-t-il.

Le chemin était vraiment mauvais ; cahin-caha et surtout cahot, il les amena à son terminus, au sommet de la colline. Ils s'arrêtèrent sur une large esplanade défoncée, ceinte de hangars et de bicoques, certaines totalement délabrées, d'autres presque pimpantes. Un vent léger agaçait des tourbillons de poussière grisâtre. De part et d'autre, des sentiers dévalaient sur l'autre versant... Vu de cet endroit, le hameau paraissait assez étendu.

Jusque-là, ils n'avaient pas croisé âme qui vive. Gabriel avait l'estomac noué ; un malaise diffus, accentué par le ciel menaçant qui plombait l'horizon. Il récupéra son arme et la glissa sous son blouson. Ahmid n'émit aucun son, gardant son visage fermé. Ce qui, en soi, n'était pas une indication...

– On se croirait dans un western, juste avant la fusillade générale ! rigola Gabriel, histoire de décrisper l'atmosphère.

– On sort ? fit simplement Ahmid.

Ils s'extirpèrent de l'AX. Soudain, cinq types surgirent et vinrent dans leur direction. Deux tenaient des chiens en laisse. Et pas des chihuahuas, non, de braves dogues baveux, hauts comme des ânes.

– Sympa, le comité d'accueil ! murmura le Poulpe.

– Salut, frère, dit à Ahmid l'un des mousquetaires, un type jeune, mince.

Et sûrement musclé, se dit Gabriel en l'examinant. Visage aux traits fins, peau mate sous une tignasse bouclée, une certaine prestance. Sûrement le chef des quintuplés...

– Salut, Hakim. Un ami, répondit Ahmid en désignant Gabriel de la tête.

Hakim plongea son regard dans le sien ; round

d'observation. En sus, le Poulpe sentait les quatre autres paires d'yeux braquées sur lui.

Ils jouent à quoi, ces Zorros en socquettes ? Ils veulent m'hypnotiser ou alors, je leur fais un effet fou !... Mais on va pas raciner ici jusqu'à la fin des temps ! s'énerva intérieurement Gabriel.

– Raymond Chandleur ! lança-t-il d'un ton neutre, en espérant qu'ils avaient un vieux fond d'humour.

– Salut, émit sobrement le dénommé Hakim.

Ces p'tits gars-là manquaient de culture ! cogita tristement Gabriel.

– J'suis v'nu récupérer mes outils. Un boulot à faire. Il m'a accompagné, annonça Ahmid, une longue tirade pour lui !

– Vas-y, frère, pas de problème.

Le sieur Hakim se fendit d'un sourire. Plus précisément, un rictus lui fendit le bas du visage. Les jours de franche rigolade ne devaient pas surcharger leur emploi du temps. Hakim fit un signe de tête à l'un des sbires, qui n'avaient toujours pas pipé.

– Tu les accompagnes.

Lui et ses cow-boys s'évaporèrent dans les alentours. Précédés de leur guide muet, Gabriel et Ahmid se dirigèrent vers l'un des hangars. Rien à voir avec ceux du terrain d'aviation de Moisselles ! songea Gabriel. Ils pénétrèrent dans une bâtisse toute en longueur, pas très haute de plafond. Par endroits, le toit plat avait été percé d'ouvertures vitrées. Quelques loustics, du même calibre que les stewards d'accueil, s'activaient à déplacer des caisses. On zyeuta et salua vaguement leur trio, mais ce fut tout. Le Poulpe se demanda sur quelle variété de troglodytes il était tombé... Ils traversèrent rapidement le bâtiment dans sa longueur. Gabriel repéra quelques pots de peinture, trois toiles grand format, tournées vers le mur. Au fond, leur guide s'affaira sur une porte qui s'avéra être un réduit et fit un signe à Ahmid. Ce dernier s'accroupit et tira à lui une caisse d'outils. L'autre s'empressa de refermer le cagibi.

– Ce sont les ateliers d'artistes ? questionna Gabriel d'un ton neutre.

– Oui, répondit leur guide.

Le muet pouvait parler ! ironisa intérieurement Gabriel. De là à faire des phrases... les miracles ne sont plus ce qu'ils étaient ! Cela dit, il était un chouïa énervé. Tous ces gugusses lui tapaient sur le système. Des artistes, tu parles ! Faudrait savoir en quel domaine ! L'ambiance du lieu n'avait rien à voir avec la méditation créatrice... Ils refirent la traversée en sens inverse sous des regards moroses et se retrouvèrent à l'air libre.

– Salut, dit Ahmid au muet.

Celui-ci se contenta de lever la main.

Gabriel, lui, ne se donna même pas cette peine. Suivi d'Ahmid, il remonta en voiture rapidement, soulagé de décaniller ; pas la trouille, non, mais une confiance très limitée en tous ces zouaves !

Le Poulpe attendit d'avoir regagné la nationale pour se défouler.

– C'est quoi, ce cirque ? Un repaire d'artistes, c'est un peu gros ! Et ce sont pas trois toiles pouraves qui vont donner le change ! J'y ai vu que des mecs flippants, à qui je confierais pas un pinceau de peur qu'ils m'étouffent avec !

Ahmid, fidèle à lui-même, se contenta d'ouvrir les mains en geste de vaste ignorance.

Gabriel tapa du plat de la main sur le volant.

– Pas une trace de peinture, ni sur eux, ni par terre ! Pour des peintres !... Et ce Hakim, il sort d'où ?

– Mec, j'peux pas t'dire ce que j'sais pas.

Le bon sens près de chez vous ! Gabriel savait que ce n'était pas sur Ahmid qu'il fallait passer sa rogne. Mais ce bled, qui se présentait mignon tout plein, s'avérait plutôt tenir du nœud de vipères ! Ce qui le faisait enrager, et pas seulement dans ce bled, c'était l'espèce de passivité indifférente. On ferme les yeux, on se bouche les oreilles, tellement plus facile...

– T'as la haine, mec ? demanda Ahmid presque timidement.

– Ce que j'peux pas blairer, c'est l'air de s'en battre l'œil. Marianne, sa mère, la tante Solange, trois petits bouts de femmes passés aux pertes et profits... Quant à Mondian, sa mort emmerde son médecin juste pour son putain d'essai ! Fourlant lui demande de tester que des Blacks et des Arabes, ça le fait pas tiquer ! Tu savais pas ça, hein ?

– Non, répondit Ahmid d'un ton sinistre.

– C'est là, le problème ! Personne ne sait rien, ne voit rien, bordel !

De grosses gouttes de pluie commençaient à s'écraser grassement sur le pare-brise.

– C'est pas contre toi, Ahmid, reprit Gabriel, soudain radouci.

– J'avais compris, mec... J'ai juste fait un boulot,

au hameau. Ce qui s'y trafique, j'en sais rien. Les mecs sont pas bavards.

– Ça, j'avais remarqué !

Gabriel s'abstint de lui souligner qu'il n'était pas non plus un modèle du genre.

– Quand tu t'appelles Ahmid, que tes parents sont Algériens, tu fermes ta gueule, point, dit durement Ahmid.

– Et Hakim alors ?

– Pas la même histoire. Fourlant les a à la bonne... Tu peux me larguer devant le Tropicana ?

Gabriel enfourna une cassette des Thugs, pour leur récurer la cervelle. Ils roulèrent jusqu'à Saint-Carmat sous une pluie battante. Mais a-t-on jamais parlé de pluie perdante, médita Gabriel mélancolique. Sa colère était tombée, pas le désir de savoir. Il largua Ahmid selon sa volonté.

– Salut, Ahmid. Sans lézard ?

– Sans lézard, Gabriel ! fit Ahmid, lui rendant son sourire.

16

La pluie dégringolait sans honte et le boulevard Pasteur prenait des allures de petit fleuve. Charmant ! soupira Gabriel qui remontait à contre-courant. Sous le large parapluie noir emprunté à l'hôtel, sa grande carcasse lui donnait l'impression d'être une variété spéciale d'échassier. Mais une douche céleste l'inspirait peu et il flottait vraiment à seaux, des seaux bien remplis...

Bilou n'était toujours pas à l'atelier, ni chez lui,

ce qui renforça le sentiment d'exil de Gabriel. Il se sentait comme parachuté au bout du monde, dans ce petit patelin. Pas franchement hostile, mais derrière les sourires accueillants, le mur du silence. Ce bled lui semblait fonctionner en cercles non miscibles. Au cœur, le noyau des «anciens», autour duquel gravitaient des satellites allumés, comme Bilou et certains minots; et puis, tournoyaient les anonymes, croisés à la boulangerie, au marché... Jusqu'à la plus éloignée des orbites, l'îlot où la mort avait frappé... Et, planant sur l'ensemble, l'image de Fourlant. Présent ici; présent là; bien trop présent...

Gabriel décida qu'il était grand temps d'aller voir le personnage dans son antre. De retour à son hôtel, il appela au domicile de Fourlant. Une voix inexpressive lui répondit que Monsieur était bien là, que si Monsieur, Monsieur comment?... Monsieur Jobec voulait bien patienter... Gabriel patienta.

– Oui? fit une voix autoritaire, sans même un drap de suavité.

– Monsieur Fourlant? Sylvain Jobec, des éditions Grands Hommes du Siècle. Nous créons une nouvelle collection, une série d'ouvrages sur les personnalités du monde médical, des biographies si vous préférez...

– Je ne vois pas...

– Nous souhaiterions démarrer ces publications par le récit de votre carrière. Elle est tellement représentative!

– Je suis très pris actuellement... répondit la voix, déjà moins tranchante.

– Nous sommes absolument certains que son

exemplarité éclairerait le public, quant au rôle fondamental de la médecine et des médecins dans notre société !

Une seconde, le Poulpe se demanda si la louche n'était pas trop remplie ?

Mais non, l'hameçon gigota, la voix se fit plus onctueuse :

– Et que puis-je faire pour vous ?

– J'aimerais vous rencontrer afin de vous présenter tout ceci en détail…

– Bien, écoutez, j'accepte d'en discuter avec vous. Mais je ne peux rien vous promettre…

Gabriel ricana en lui-même, plus c'est gros, plus ça passe ! Ils convinrent d'un rendez-vous au domicile du docteur, dans l'après-midi.

Le Poulpe ramassa ses affaires et régla sa note. Direction Noyant, le gros bourg voisin, où il fit quelques emplettes. Il s'offrit un déjeuner arrosé de cannettes de Radieuse et prit une piaule dans un Holliday Inn anonyme, en bordure de la 7.

Il tenta de joindre Cheryl, mais l'oiselle s'était envolée. Le répondeur réclama un message, sinon qu'on aille se faire foutre. Bon prince, Gabriel lui débita un laïus et smatcha même un baiser. Apparemment, ça coupa net la chique à la bécane.

Il s'activa ensuite sur ses achats… Au final, il se reluqua dans la glace et vit un zèbre étrange, sorte de Rutger Hauer mâtiné grizzli. Les lentilles lui donnaient un regard bleu d'azur qui valait bien celui de Sinclair ; pas la journaliste, mais celui de Roger Moore dans *Amicalement vôtre*… Les cheveux courts et blancs le vieillissaient peut-être, mais il y gagnait un air hautement sérieux. Gabriel se marra en imaginant la tête de Cheryl, qui passait tant d'heures à effacer cet outrage du temps sur certains crânes… Le reste de sa tenue se composait d'un pantalon de cuir, d'un sweat et d'une veste ample, lestée de son arme. Les baskets noires sur coussins d'air, en lui filant quelques centimètres de rabe, conféraient à l'ensemble une touche décontractée.

Prudemment, il détruisit tous papiers compromettants et avant de sortir ainsi paré, il s'offrit une phrase du Tao :

« Prête autant d'attention au dénouement de tes entreprises qu'à leur commencement.

Alors tu ne connaîtras pas l'échec. »

17

La pluie avait cessé, laissant de grandes mares étincelantes sous un ciel indécis, entre pâle soleil et nuages crémeux. Gabriel retraversa Saint-Carmat, mêlé au flot de la circulation, continua en direction d'Aix jusqu'à la départementale, qui traçait un sillon miroitant à travers la campagne. Une armée de cireuses n'aurait pas mieux poli l'asphalte. Le Poulpe s'arrêta devant la grille, déclina son identité et Sésame lui ouvrit les battants. Il roula jusqu'à la maison et se gara près de la Range Rover, fidèle au poste, escortée cette fois d'un cabriolet Mercedes pas dégueu. Vu la configuration particulière de la maison, Gabriel ne savait pas trop où était l'entrée ! Il s'attendait à ce que le Blacky fasse son apparition pour le piloter, mais non. Ouvrant une large baie vitrée, un homme s'avança vers lui.

– Monsieur Jobec, je suis le docteur Fourlant.

Si Gabriel n'avait su son âge, il lui aurait donné à peine la soixantaine, une soixantaine tonique. Grand et mince, d'après ce dont il pouvait en juger sous le kimono de soie bleue. Une minceur qui devait coûter en efforts…

– Excusez-moi de vous recevoir ainsi, mais je viens de faire quelques brasses. Et puis j'aime l'aisance de ce style…, reprit le toubib aimablement avant de le convier à entrer.

Mais sous le miel de la politesse, l'arrogance, l'assurance de soi transparaissaient. Gabriel enregistra l'ensemble : le visage sûrement lifté, les traits durs, les yeux d'un bleu polaire, la bouche comme une cicatrice charnue et la dentition, parfaite. Du charme, oui. Le charme du cobra… Gabriel pénétra à sa suite dans un hall qui, sans être de gare, aurait pu facilement recevoir une loco, comme simple objet de décoration. Du marbre, au mur, au sol. Du blanc, à vous irradier les pupilles. Pas de meuble, hormis un petit canapé de shantung vert jade, face à un tableau. Un Klee. Au bout de ce hall aussi accueillant qu'une banquise, oh ! pas loin, s'encouragea Gabriel, juste une centaine de mètres… un salon. Enfin, selon l'appellation communément admise. D'immenses vitres formaient le mur du fond et s'incurvaient, épousant la forme du patio que l'on apercevait. Un dénivelé de quelques marches, sur la gauche, menait à une rotonde où s'alanguissaient canapés et fauteuils près d'un âtre froid. Un dôme de verre coiffait une partie de la pièce. Et toujours du marbre blanc, réchauffé par petites touches de tapis. Gabriel les jugea persans, mais hein, il n'était pas spécialiste ! Des sculptures trônaient également sur des socles noirs, mais aucune signée Bilou... Fourlant l'invita courtoisement à s'asseoir dans l'un des fauteuils de la rotonde.

– C'est très impressionnant ! lâcha Gabriel.

– N'est-ce pas ? Vous désirez boire quelque chose ? Whisky, café ?

Le Poulpe lui répondit qu'une bière ferait son affaire ; son image d'éditeur y perdait peut-être en prestige, mais il n'en avait rien à cirer. Fourlant appuya sur une sorte de télécommande et Gabriel espéra voir émerger un paquebot, porteur de canettes séduisantes. Plus banalement, mais comme surgi de nulle part, se matérialisa alors le Black de la veille, toujours vêtu de blanc de pied en cap. Il n'eut pas un battement de cil envers Gabriel. S'il l'avait reconnu, il cachait bien son jeu... Fourlant lui passa commande comme on enfile des pièces dans un distributeur. Le Black s'inclina d'un quart et repartit comme il était venu, happé dans les airs. Surréaliste...

– Je vous avouerai, Monsieur Jobec, que je ne connais pas les éditions Grands Hommes du Siècle...

– C'est tout à fait normal. Nous démarrons cette nouvelle collection, au sein d'une maison très connue ; nous voulons retracer les parcours des personnalités importantes du milieu médical, mais de manière vivante et originale. Aussi, nous ne tenons guère à divulguer l'idée et nos contacts, à nos confrères et néanmoins concurrents...

– Le monde des affaires est une jungle, mon cher…

L'air aussi concerné qu'un boa constrictor devant un frigo ! songea Gabriel. Il continua :

– Aussi, ce serait un honneur pour nous de commencer cette publication avec votre biographie.

– C'est ce que j'avais cru comprendre. Mais, hormis vous donner mon accord ou non, qu'attendez-vous exactement de moi ?

– Eh bien, il serait nécessaire que vous m'accordiez une série d'entretiens, disons, informels… Notre but est d'offrir au public une lecture attrayante ; d'aborder de façon inédite les grandes interrogations que se pose la médecine de nos jours…

– Vaste domaine ! Et fort passionnant…, répondit Fourlant, le regard inquisiteur.

– N'est-ce pas ? Nous tenons donc à votre regard personnel sur ce thème. Ainsi, au travers d'une conversation, dont le fil rouge sera bien entendu votre parcours professionnel, vous pourrez nous livrer vos réflexions scientifiques. Enrichie par vos expériences, vos souvenirs, anecdotes… Et j'aurai en charge de structurer et rédiger l'ensemble… Naturellement, ajouta Gabriel en prenant un air gauche, puisque nous mettrons votre disponibilité à contribution, nous… enfin…

– Vous me dédommagerez ?

Gabriel afficha le soulagement et approuva vigoureusement.

– Vous nous comprenez parfaitement, monsieur… euh, docteur Fourlant !

– L'argent ne m'intéresse pas. Mais cette idée

de livre me plaît beaucoup, je dois dire, rétorqua le toubib tout en le scrutant avec attention.

Ben voyons ! se dit Gabriel. Bien sûr qu'il s'intéressait au bouquin, ça ne rate jamais, la vanité est toujours le point sensible !

– Bien entendu, cette biographie doit être étayée par une documentation que vous pourriez nous fournir...

Fourlant le gratifia d'un sourire hautain :

– Cela va de soi !

Le Black revint chargé d'un plateau garni qu'il déposa entre eux deux, sur la table basse – ivoire et verre. Whisky pour Fourlant, une Blanche de Bruges avec rondelle de citron pour lui. Drôle d'idée...

– Merci Tom, dit Fourlant qui ajouta, à l'adresse de Gabriel, mon majordome.

Le Poulpe ne moufta pas, mais il commençait à éprouver ce chatouillis intime, annonciateur d'orage. Le cadre, le majordome... un peu indigeste, le cocktail !

– J'aurais quelques questions, disons... préalables, pour mieux cerner la question...

Le toubib daigna répondre d'un geste, style « faites, mon ami, faites ! »

La tentation était forte de bousculer un peu ce vieux beau imbu de lui-même.

– Quelles sont vos activités au sein du laboratoire Viralux ?

– Curieuse manière d'aborder une biographie, non ?

– À partir du présent, nous remonterons mieux jusqu'à la source.

– Je mets mes connaissances au service du

développement de la science, de toutes les façons possibles.

Vous me l'emballez, c'est pour offrir! s'énerva Gabriel. Fourlant ne se déboutonnerait pas, il le savait. N'empêche, il tenait à déstabiliser l'humanoïde glacial qui lui faisait face. Il fonça, bille en tête :

– Vous organisez de nombreuses réunions de médecins, paraît-il ?

– Pas suffisamment à mon sens ! Développer les connexions, tisser un véritable réseau... Vous parliez des interrogations de la médecine de nos jours ? Eh bien, voilà un enjeu essentiel pour le XXIe siècle ! Le bouleversement actuel du paysage médical doit nous permettre d'implanter de nouvelles méthodes de soins, d'innover radicalement dans les rapports praticiens-patients ! Nous devons former une nouvelle génération de médecins !

Gabriel abrégea cette tirade pleine de morgue :

– Vous employez beaucoup de Nègres ?

Illusion d'optique ou bien les yeux de Fourlant s'étrécirent-ils ?

– Nègre ? Mon jeune ami, vous employez des termes... Peut-être les effets de votre profession ? ajouta le toubib d'un sourire d'hyène. Tom est à mon service depuis pas mal de temps. Il suffit de savoir les utiliser selon leurs aptitudes... Mais vous ne pensez pas que vous vous égarez ?

– Aptitudes ? Ce qui veut dire ?

– À chacun son rang !

Gabriel avait comme une nausée, une sale nausée... Il embraya :

– Vous en êtes où, de votre nouveau produit ?

Fourlant ne broncha pas, se contentant

d'examiner longuement Gabriel, d'un regard dénué de toute expression. Comme un malaise... Puis le toubib se leva, lissa sa satinette et prononça d'une voix neutre :

– Monsieur, nous allons interrompre là ce... malentendu. Je ne sais ce que vous cherchez, en réalité. Mais au fond peu m'importe. J'ai eu tort d'accepter cet entretien, je le reconnais. La vanité, n'est-ce pas... À présent, je vous prie de sortir de chez moi et de ne plus y mettre les pieds !

– Et Solange Octavio, vous pourriez m'en parler ?

Le toubib ne se donna même la peine de répondre. Il tourna les talons, remonta les quelques marches de la rotonde et disparut par un couloir que Gabriel n'avait pas encore repéré. Tour de passe-passe, Tom lui faisait à nouveau face.

– Si Monsieur veut bien me suivre...

Le Poulpe se déplia, il ne demandait qu'à sortir de là, entier de préférence... Il avisa des yeux de caméras habilement planquées dans les veinures du marbre. Le docteur Mabuse l'épiait-il ? Il fit un pied de nez, on a le droit de se sentir môme ! Escorté de Tom, il retraversa l'immensité désertique du hall, franchit la baie vitrée et se dirigea vers son AX, Tom collé aux baskets. Il voulait le border, aussi ? Il se retourna pour lui poser la question, mais Tom était si prêt qu'il le heurta.

– Monsieur a-t-il oublié quelque chose ?

– Non, je voulais juste vérifier si MONSIEUR portait du lin...

– Monsieur est satisfait ?

– Absolument ! Faut se contenter de ce qu'on a dans la vie, lança, sibyllin, Gabriel.

Tom lui tint la portière, puis la referma, très stylé. Mais soudain, il se pencha et murmura à toute vibure :

– Sur la droite, près du cimetière ; attendez-moi.

Gabriel démarra sans mot dire et ressortit de la propriété. Il prit à droite et, au bout de quelques centaines de mètres, aperçut entre les pins le cimetière annoncé. Gabriel se gara sous les arbres. Restait plus qu'à attendre. Mais au moins, sa visite avait des conséquences inattendues…

« C'est par un pas que débute un voyage de mille lieux », comme disait le Tao.

18

Le Poulpe poireauta environ une heure, se soutenant de quelques lampées de Leffe, canettes emportées au cas où… Un peu tiède, mais on ne peut pas tout avoir ! Une fourgonnette se rangea près de lui, Tom en sortit et vint s'asseoir à l'intérieur de la voiture de Gabriel.

– J'ai pas beaucoup de temps. J'ai prétexté une course oubliée pour le dîner de ce soir. J'ai entendu ce que vous demandiez au docteur Fourlant. Vous enquêtez sur lui ?

– Si l'on peut dire… répondit Gabriel sans s'avancer, notant au passage l'abandon des « Monsieur ».

Tom fixa droit devant, les arbres, l'entrée du cimetière. Il déclara d'une voix nette :

– C'est une ordure.

– J'aime bien faire un brin de ménage…

– Il fait venir des clandestins. Le Hameau, vous connaissez ? C'en est plein. La filière, c'était un commissaire du service de l'immigration. Il est tombé il y a quelques mois, mais le trafic continue. Fourlant a dû trouver autre chose, je lui fais confiance… Pourquoi il les fait venir, à quoi il les utilise, je n'en sais rien. Mais ce n'est pas par charité chrétienne, je peux vous le garantir. Pour Fourlant, Nègres, Arabes, bref tout ce qui n'est pas blanc, ce n'est pas humain… Le Black planta son regard dans celui de Gabriel.

– Nous sommes des races inférieures, vous voyez ?

Le Poulpe voyait bien, trop bien, hélas ! Il lui demanda, doucement :

– Pourquoi moi ? Je veux dire, pourquoi me raconter tout cela ?

– Parce qu'hier, vous m'avez dit «Monsieur», en me serrant la main et sans vous payer ma tête.

Donc, il l'avait reconnu. Autant pour son art du déguisement ! Gabriel lui proposa :

– «Tu», on peut se tutoyer, je préfère…

Tom lui adressa un sourire lumineux, un sourire à la Bilou.

– OK, man !

Puis le sourire s'éteignit, la voix se fit grave :

– À côté de ça, il organise beaucoup de réunions officielles et de soirées chez lui. Et vous… tu sais quoi ? Il y prône la chasse aux immigrés clandestins ! Mais aussi, le non-accès aux soins, la médecine pour la race française et toute cette merde… Ce qui le fait vraiment jouir, c'est le dossier médical électronique. J'crois qu'y bosse sur un logiciel, d'ailleurs... La future carte à puce, pour lui et consort, c'est pain bénit ! Tout et tous en fiches ! Moi, j'écoute, je ferme ma gueule de Nègre et j'ouvre mes yeux et mes oreilles. Je joue tellement au « Y'a bon Missié », je crois qu'il a fini par me considérer comme un meuble... Et puis, c'est la caution ! Ils ont tous leur Nègre ou leur Arabe de service !

– Pourquoi tu restes ?

Tom lui fit une risette triste.

– Ce serait trop long à t'expliquer... Et Fourlant n'est pas fou. Je sais ce que je risque en parlant. Et il sait que je sais...

– Merci de le prendre, ce risque.

– Tout ce que je veux, c'est voir ce salopard à terre. Mais il y a autre chose que tu dois savoir, ça te sera peut-être utile... Je t'ai entendu lui parler de Solange Octavio. Eh bien, elle lui a téléphoné, le matin du drame... Bon, faut que j'y aille maintenant. Fourlant ne rigole pas alors, fais gaffe à toi, man !

– Toi aussi, Tom. Et encore merci...

– Man, je sais même pas ton nom...

– Gabriel.

Tom lui sourit et s'extirpa de la voiture. Un dernier signe et il retourna à sa fourgonnette. Gabriel le laissa prendre du champ, s'absorbant dans la contemplation de la nuit qui déposait peu à peu ses voiles sombres... Il se sentait un peu sonné par tout ce qu'il venait d'apprendre. D'un côté, la chasse à l'immigré, le « délit de race » ; de l'autre, la contribution à accroître le nombre de clandestins. Une obsession de la mise en carte et une étude sur les patients noirs ou arabes. Et ce coup de fil… Gabriel était convaincu que la douce Solange avait découvert quelque chose au milieu de ces immondices. Quelque chose de suffisamment grave pour se faire ainsi massacrer, elle et sa petite famille. Quelque chose liée à Fourlant… Les lentilles se mirent à lui piquer les yeux, alors il bazarda son regard d'outremer. Il fallait foncer dans le tas, agiter sérieusement le cocotier pour que les fruits pourris dégringolent… Ouais, mieux vaudrait ne pas être en dessous…

Il se fit choper bêtement. C'est toujours bête dans ces cas-là. Sur la petite route, déserte à cette heure-là, il vit un motard allongé par terre. Il n'allait pas l'écraser, non ? se justifia-t-il, même si des sirènes intérieures couinaient de faire gaffe. Ce fut très rapide, à peine le temps de descendre de bagnole, de s'approcher du corps inerte. Il se fit ceinturer et sentit comme un frelon nocturne lui piquer le haut de la cuisse, alors qu'il se penchait vers le motard. Il se dit que dans un film de John Woo, il aurait écrabouillé les deux ombres surgies dans son dos, mais il n'était pas dans un film. Et ces salauds-là l'endormaient ! Zoom arrière-avant, la mise au point devint défectueuse, les mollets flanchèrent, le reste suivit… Quelques chinoiseries dansèrent dans la nuit claire, le motard… pas mort !

La grande carcasse du Poulpe s'abattit sur l'asphalte. Il entendit encore un brouillard de voix, se sentit léviter, «*immenses le ciel et la terre*», puis sombra dans le brouillard…

La lumière incendiaire l'aveugla. Terrifié, Gabriel baissa vivement les paupières. Une monstrueuse horloge pulsait à une cadence infernale, quelque part. Une voix lovée dans un coin secret lui serina pourtant d'ouvrir les yeux. Lentement, au prix d'un effort douloureux, il s'exécuta, terrorisé à l'idée du brasier. Mais le feu n'était plus là ; en fait, à bien y regarder, c'était une lumière rosée qui voletait, là-bas, une douce lumière, si douce… Accueillante… Il entendit un petit rire satisfait. Il fallait qu'il atteigne cette lumière, mais comment ? Il flottait. Peut-être en battant des ailes ? Au loin, une main s'agitait… Gabriel voulut saluer à son tour, mais c'était toujours la même main qui saluait, encore et encore… Il s'en désintéressa. C'était la lumière qui l'appelait, l'attendait… Il voulait se blottir, se fondre en elle, s'y désagréger en millions de flamboyances éparpillées… Dormir, dormir…

19

Cheryl officiait sur la tête d'Amélia, la petite lesbos branchée qui lui vouait une admiration sans bornes et qui pipeletait toujours comme un moineau. Elle l'aimait bien, cette Amélia. D'une part, parce que la gamine était vaguement amoureuse d'elle ; ce qui, au fond, ne déplaisait point à son ego, fallait reconnaître. Et puis, surtout, Cheryl pouvait se livrer sur son crâne à toute sa fantaisie capillaire et débrider ainsi tout son art en la matière. Amélia voulait toujours de la nouveauté, faisait totalement confiance au talent de Cheryl et était toujours contente du résultat. La cliente idéale !

Amélia lui racontait les derniers avatars de son couple. Elle avait enfin réussi à faire enfiler une jupe à Sylvaine, sa compagne, une réfractaire absolue au port du vêtement dit féminin. Leur sujet de polémique perpétuelle… Amélia était ravie de cette victoire car, comme elle l'expliquait, Sylvaine se révélait adorable en jupette.

Cheryl était en train d'aborder la phase délicate de la tonte des pattes, gaffe aux oreilles, lorsqu'elle eut un pressentiment. Ou une vision. Enfin, toujours est-il qu'elle ressentit comme un éclair intérieur ce qui lui obscurcit l'instant présent. La tondeuse dérapa et fila allègre en ligne droite, sur le haut du crâne d'Amélia. Une belle avenue en plein centre, bordée de chaque côté de petits bosquets en taillis. Amélia, face au miroir, en interrompit son pépiement, sa bouche s'arqua en un « OH » indécis.

Cheryl rouvrit les yeux. Gabriel. Gabriel était en danger. C'était là, au plexus, fiché en lettres de feu. Une certitude absolue. Elle ne voyait plus, ni Amélia, ni le salon, ni rien de son environnement familier. Gabriel, le visage de Gabriel… Elle croisa son propre regard dans le miroir. Gabriel, nom de Dieu ! gueula-t-elle tout à coup.

– M'dame Cheryl ? Vous… vous allez bien ? hoqueta Amélia, dont les yeux, dans la glace, allaient alternativement de son crâne dévasté au visage en feu de Cheryl. Elle ne savait pas si elle devait rire, pleurer ou hurler…

Myriam, l'une des assistantes, se précipita :

– Vous vous sentez mal ?

Non, Cheryl ne se sentait pas mal. Le flash était passé, mais pas la certitude. Le Poulpe, nom de Dieu ! SON Poulpe –et merde aux nuances ! risquait sa peau. Et la peau du Poulpe, c'était plus cher que sa propre peau ! Mais elle récupéra son sang-froid et reposa la tondeuse frondeuse, examinant rapidement les dégâts.

– Myriam, tu lui teins une bordure en bleu, l'autre en violet. Et le centre en jaune.

Amélia était prête à beaucoup pour son look, mais là, y avait comme une lézarde dans sa confiance. Cheryl le devina.

– Rassure-toi, c'est le top du top ! Tu vas lancer une nouvelle mode, elles vont toutes être vertes de jalousie.

Ça risquait de jurer, mais Cheryl omit cette réflexion.

– Vous... vous êtes sûre ?

– Certaine ! fit Cheryl d'un ton sans réplique. Tu me fais confiance, oui ou non ?

L'argument était imparable. Amélia opina timidement de son scalp restant. Elle s'interrogeait quand même, avec une pointe d'inquiétude, quant à la réaction de Sylvaine devant son occiput finement rasé en son milieu...

Cheryl laissa quelques consignes à ses assistantes, plutôt éberluées par son attitude et grimpa lestement jusqu'à son appartement. Elle fit le numéro laissé par Gabriel, mais elle savait d'avance qu'il n'y serait pas. Le pressentiment, à nouveau, l'étreignit de toute son angoisse. Gabriel, Gabriel, murmura-t-elle comme une mélopée invocatrice, alors que la sonnerie résonnait dans le vide… Gabriel, Gabriel… comme si, en psalmodiant son nom, elle lui insufflait de sa force…

Gabriel voulut attraper Cheryl qui s'enfuyait dans la brume rose, il tendit les bras… et se retrouva face contre terre. Le choc lui fit reprendre conscience de son corps. Il était au sol, un sol froid où dansaient des ludions phosphorescents. Il voulut se relever mais ses muscles étaient ceux d'un nourrisson. Péniblement, mais ardemment encouragé par les gnomes, il parvint à se mettre à quatre pattes, puis s'assit. La douce lumière errait à présent comme une poudre dorée. Il était au pied d'un lit, ouais, un lit tout bête. L'expression le fit rire… Il entreprit alors d'élever son point de vue et se hissa jusqu'au matelas. L'ascension de l'Everest à côté, c'était de la gnognotte ! Finalement, il se stabilisa, le cul sur le paddock, visionnant tout autour. Une pièce, une pièce bizarre parce que les confins en étaient flous. Plus exactement, ils semblaient refuser d'opter pour une situation géographiquement fixe, s'éloignant ou se rapprochant, au gré de leur fantaisie. Et puis, partout, cette lumière suave… Une table, il y avait aussi une table. Gabriel se sentit soudain assoiffé comme jamais. Peut-être, sur la table, y avait-il de quoi boire ? Une bière, une simple bière et ce serait le nirvana. Mais de l'eau, éventuellement, ferait aussi son affaire… Se lever, marcher. Le sol l'attira vertigineusement, il dégringola à genoux. Il se morigéna. Y a un gus, y a 2000 ans, qu'a réussi à marcher sur la flotte ; alors pourquoi n'arriverait-il pas, lui, le Poulpe, à marcher sur des sables mouvants ? Ses potes les ludions n'étaient plus là... Gabriel eut envie de s'allonger de tout son long. Retrouver la lumière. Dormir... Non non ! Pas dormir ! La voix de Cheryl, une Cheryl insaisissable lui vrillait les tympans. Mais pourquoi l'engueulait-elle ? Pas dormir... Ouais, elle avait raison, comme toujours héhé... Soudain, il pigea. Il était raide déf' !... Le motard, les ombres, la piqûre... La scène lui revint alors en mémoire, avec une netteté stupéfiante. C'est le cas de le dire, mon gars ! Suffit ! Si tout un tas de voix lui causaient dans sa tête, il n'y arriverait jamais ! Il fallait qu'il se lève. Qu'il marche... Ouais, c'est ce qu'ils font dans ces cas-là. En théorie, parce qu'en pratique, le manuel laissait à désirer... Dans la brume lumineuse, il aperçut à nouveau un ludion. Un ludion rose, qui avait le corps de Cheryl, un adorable ludion ! Ouais mon gars, debout, je sais, faut pas penser lubrique héhé... Il parvint à déplier son double mètre, en jurant contre cette hauteur, révoltante pour une fois... Il se rendit compte tout à coup de l'existence d'une porte, sur sa droite. Peut-être que papa Noël était passé pour lui ouvrir ? Il ricana, marche, marche ! En avant marche !

Les premiers essais s'avérèrent infructueux. Mais à chaque dégringolade, à chaque fois qu'il allait renoncer, la voix de Cheryl lui ordonnait, le suppliait, de se relever... Il finit par tenir debout et par marcher. Du lit à la porte. Une immensité. La porte, close, évidemment. On n'était pas à Noël, il aurait dû y penser... De la porte au lit et rebelote... Bon sang qu'il avait soif !... Au bout d'un moment, il commença à récupérer sa lucidité. Il détailla son espace. La pièce, en fait, était assez exiguë mais haute de plafond, chaulée d'un blanc crémeux ; le lit de fer, fiché dans le sol ; la table toute simple en bois. Et un vasistas haut placé, orné de barreaux en arrondi, par lesquels le soleil éclairait sans lésiner cette espèce de cellule monacale. Combien de temps était-il donc resté dans les vapes ? Plus de ludions, ni de lumière rosée à présent. Il se sentait aussi frais qu'un gardon oublié sur la rive, aussi dynamique qu'une limace paraplégique, mais au moins, il avait sa tête. Enfin, à peu près... Ses hôtes avaient eu la délicatesse de lui ôter son pétard, de peur qu'il ne se blesse sans doute, des gens délicats. Donc, normalement et selon les codes en vigueur, il devrait à présent envisager de se fabriquer une arme redoutable avec les éléments à sa disposition. Par exemple, se fabriquer une catapulte avec les ressorts du pieu qu'il aurait décortiqué de ses blanches mimines ; ou bien une massue, avec la table, dont le bois de pin serait juste bon à débiter des cure-dents pour vieillards édentés. Puis, il se planquerait derrière la porte. Et dès qu'un gus se pointe, crac ! Assommé, et en route pour de nouvelles aventures ! Mouais. Sauf que la gélatine qui lui faisait office de musculature n'allait pas simplifier les choses. Sauf que la porte s'ouvrit alors qu'il n'abordait que la phase théorique. Le manuel laissait vraiment à désirer, soupira Gabriel...

20

Une armoire à glace mobile, équipée de Rangers, jean et T-shirt, le tout noir c'est noir, pénétra dans la cellule.

– Debout ! lui enjoignit l'apparition d'une voix rauque et sifflante. Lève ton cul et passe devant !

Vachement hospitalier, le gus... Cheveux blonds ultra courts, yeux globuleux d'une rare inexpressivité, mais à l'azur trouble et inquiétant... Une bonne bouille, quoi ! jugea Gabriel en obtempérant aux doux mots d'amour de Brutus. Difficile de résister à son charme, vu le Beretta 38 que l'autre pointait sur lui...

– C'est trop d'honneur ! railla-t-il. L'accueil est génial, au club !

Mais Brutus devait avoir un humour plus torride, du genre à tirer d'abord et rire ensuite. Gabriel nota la petite chaîne avec croix qui pendouillait autour d'un cou moins que gracile. Le sabre et le goupillon. *« L'homme de moindre vertu se dit vertueux, c'est pourquoi il ne l'est pas »* se remémora-t-il...

Ils sortirent donc de la pièce, le Poulpe en tête, suivi de Brutus à distance correcte. Brute et pro, songea Gabriel. Il découvrit un long couloir, percé de quelques portes.

– Tout droit, articula Brutus dans son dos.

Ce qui fit courir un frisson très désagréable le long de l'échine de Gabriel. Sentir ce loustic derrière lui n'était pas la plus excitante des expériences, trop d'ondes malsaines...

Au bout du couloir, une volée de marches descendait jusqu'à une petite salle en pierres, voûtée en arc de cintre et de bonne hauteur. Une rampe lumineuse courait tout du long sur une corniche, donnant un éclairage diffus à l'ensemble : un autre escalier et une porte en acier blindé pour tout ornement. Une cave ? se demanda Gabriel. Il estima ses chances, l'autre se rapprochant… Mais, au même instant, la porte coulissa sans bruit. Un deuxième Cerbère, calqué sur le même modèle hormis la tignasse brune, darda sur lui un feu jumeau. Vu sous cet angle, évidemment…

Comme il était si cordialement invité à le faire, Gabriel franchit donc la porte d'acier…

Le Poulpe pénétra dans une vaste salle confortablement aménagée en aires différentes ; bureau, salon et autres coins aux usages plus incertains, délimités par des colonnes blanches. Du néo-gothique barbare, s'affligea Gabriel…

– Monsieur Jobec ! Quel plaisir de vous revoir ! Bien que Jobec ne soit peut-être pas votre patronyme ?

Fourlant, très droit, se tenait assis derrière un grand bureau, le détaillant d'un air narquois. S'il avait troqué son kimono pour un costume, il était toujours emballé dans de la soie. Il désigna à Gabriel un fauteuil face au bureau :

– Asseyez-vous donc ! Une bière ? en lui tendant une canette.

Gabriel aurait donné cher pour une bière, même pour la pisse d'âne ! Seulement, il ne tenait pas à repartir au pays des rêves.

– Je la décapsule devant vous, rassurez-vous…

Le Poulpe aurait volontiers écrasé la gueule du toubib et son sourire supérieur. Néanmoins, il lampa avec une rare satisfaction sa Pilsen, se désaltérant à grandes goulées avides. Se sentant un peu requinqué, comme quoi il suffisait parfois de pas grand-chose, il lança au toubib :

– Vous comptez me transformer en icône mortuaire, comme Solange Octavio et sa famille ?

Fourlant écarta une mouche imaginaire.

– Une simple erreur… L'électronique, mon cher, a encore ses failles. Un simple fax mal adressé peut changer tellement de choses ! Et cette petite gourde a mis son nez où il ne fallait pas, tant pis pour elle !

Un petit rire odieux, mais le regard du toubib ne riait pas.

– Je n'aime pas les fouineuses, reprit Fourlant, ni les fouineurs ! Votre cas est intéressant, monsieur Jobec. Permettez-moi de vous appeler ainsi, puisque j'ignore encore votre véritable identité. Pas de papiers, de traces, c'est suffisamment rare pour que j'apprécie ! Mais ne vous leurrez pas, cher ami, nous allons découvrir cela très rapidement.

Le Poulpe se foutait royalement de son appréciation, mais qu'ils ne sachent encore rien de lui, c'était un bon point. Momentanément… Car sa situation n'était guère reluisante. Brutus 1 était sur sa droite, près de lui, appuyé contre une colonne. Quant à Brutus 2, à plusieurs mètres sur sa gauche, juché sur le dossier d'un canapé, il jouait nonchalamment avec le barillet de son arme. Un jardin d'enfants, en somme…

– J'aime savoir à qui j'ai affaire, continuait à

déclamer Fourlant. Bien sûr, nous pourrions vous faire parler ; mais voyez-vous, je n'aime pas ce genre de violence...

C'est fou, le nombre de gens qui n'aiment pas la violence dans ce patelin ! se dit Gabriel. Puis, à haute voix :

– Qu'est-ce qu'elle avait donc découvert, Solange Octavio ? Et quel rapport avec Mondian, et Halcouche ?

– Que de questions, mon cher, quelle curiosité insatiable ! C'est bien, j'aime les garçons de votre trempe. Ça me change des Halcouche, par exemple, si faciles à manipuler que le jeu en perd de sa saveur. Il suffit de l'appât d'une bourse, la fierté d'être associés à mon nom, mes recherches... On peut leur faire faire n'importe quoi, ils ne s'étonnent de rien ! Ce brave docteur n'est qu'une pièce dans mon dispositif...

– Et c'est quoi, votre dispositif ?

– Monsieur le Fouineur a de la suite dans les idées ! Vous vouliez un panorama de mes activités et de mes réflexions d'homme de l'art médical ? Eh bien, je vais satisfaire votre soif de connaissances, c'est tellement agréable ! Vous auriez fait un disciple excellent, quel dommage, n'est-ce pas ?

Gabriel ne broncha pas, il voulait savoir. Et tant que l'autre pérorait, il avait encore une chance, une toute toute petite chance de se sortir vivant de ce merdier.

Fourlant devait lire dans ses pensées, car il lui adressa son rictus spécial banquise.

– Votre corps va servir à la science, belle destinée, n'est-ce pas ? Aussi puis-je substanter votre cerveau une ultime fois ! Voyez-vous..., le toubib marqua une pause, l'air presque rêveur.

Gabriel ne voyait rien, mais s'abstint de tout commentaire.

– ...Devant nous, reprit Fourlant, s'ouvrent des possibilités magnifiques. La télétransmission médicale, généralisée à partir de l'an 2000, est en train de se mettre en place. D'une part, les dossiers médicaux électroniques, les cartes à puce des patients, contiendront toutes les informations les concernant – de votre premier furoncle à votre ultime ordonnance, mon cher ! Et d'autre part les médecins, eux-mêmes dotés d'une carte professionnelle pour les identifier, transmettront directement par ordinateur les données médicales des consultants, aux organismes concernés, comme les caisses d'assurance maladie... Entre autres !

– C'est-à-dire ?

– Eh bien, mon cher, les laboratoires, par exemple, trouveront là un matériel d'études exceptionnel ! Disons que ces fantastiques banques de données électroniques doivent être aux mains de gens capables de les utiliser de manière rationnelle, productive, dirais-je...

– Tels que vous ? ricana méchamment Gabriel.

– Absolument ! Vous avez vous-même souligné l'exemplarité de ma carrière, n'est-ce pas !

– Nul n'est parfait ! marmonna Gabriel.

Fourlant ignora sa remarque.

– Et pour chapeauter le tout, sera créé un répertoire national réunissant les bénéficiaires de tous les divers régimes d'assurance maladie et autres mutuelles ! Autant dire un magnifique entrecroisement de fichiers, contenant des données dites sensibles !

– Mais il y existe quand même des verrous, pour la confidentialité !

– Bien sûr ! Il existe même une norme officielle d'encryptage pour toutes les télécommunications médicales. Mais, en tant que médecin, j'ai des sources qui vous sont inaccessibles, mon cher ! Nous avons d'ailleurs déjà beaucoup progressé, grâce au Réseau Sentinelles, par exemple…

– Qu'est-ce que c'est ce que ce truc ?

– Un réseau de généralistes sur la France. Ils surveillent les variations de certaines pathologies infectieuses, comme la grippe. Leurs observations sont transmises à des épidémiologistes, l'INSERM, faxées au ministère de la Santé, au Réseau national de santé publique. Tout ceci afin de déclencher une alerte épidémique s'il y a lieu… Mais ce qui nous intéresse, parmi leurs données, ce sont les demandes de tests VIH ! Ainsi, de façon tout à fait légale, toutes les données médicales transmises par voie télématique, sur Internet, tout cela est en notre possession !

– Mais pour en faire quoi, à la fin ?

– Eh bien, mon cher, nous allons contribuer à la maîtrise des dépenses de santé, aha ! Mon but, notre but devrais-je dire, est d'éliminer le maximum de ces prétendus patients qui abusent de nos ressources, pompent nos finances. Il est temps de mettre bon ordre dans tout cela ! Nous pouvons atteindre nos cibles !

– Quelles cibles ? articula Gabriel d'une voix blanche.

De nouveau, Fourlant eut ce petit rire satisfait.

Et odieux. Gabriel en eut des suées froides.

– Nous allons éradiquer les scories, les tarés, les faibles, les impurs ! C'est une première phase de nettoyage indispensable, déjà commencée, croyez-moi ! Certes, de façon officieuse, mais... après, mon cher, un avenir radieux se dessine ! Nous pourrons alors nous consacrer entièrement aux fabuleuses possibilités de la génétique, de la thérapie génique ! Songez que nous sommes déjà en mesure de décider de la conception d'un être. Mais nous allons pouvoir également le façonner, transformer son matériel héréditaire, à nos convenances ! Nous allons pouvoir créer une nouvelle humanité !

Un dément, une putain de saloperie de dément ! Gabriel regardait le visage de Fourlant, les yeux fixés dans le vide, tout à sa monstrueuse chimère.

– Vous êtes cinglé ! Les médecins ne vous suivront jamais !

– Le milieu médical compte déjà beaucoup de sympathisants à notre cause, même s'ils ne l'avouent pas tous ! Et tous nos efforts visent à augmenter ce nombre, vous pouvez m'en croire !

– Avec vos symposiums et autres sauteries ?

– Exactement, mon cher ! Mais il existe de nombreuses manières de tisser un réseau de médecins qui travaillent pour nous. À leur insu ou non, peu importe...

– Les essais cliniques ?

– Bravo, je vois que vous suivez ! Ces études portant sur de nouveaux produits, nous permettent de bénéficier de renseignements affinés en ce qui concerne les patients. Données fournies avec soin par nos confrères ! Et certains praticiens sont très friands de ce genre de... compléments d'activité, donc d'honoraires évidemment. Ils nous offrent là un champ d'expérimentations incomparable !

– Expérimentations ? fit le Poulpe, abasourdi.

– Absolument ! Voyez-vous, ce n'est pas ce gouvernement de mollassons qui va nous protéger. Or l'hégémonie de notre race est en danger ! Et ces fichiers, basés sur ce que recueillent les médecins, nous donnent les moyens de connaître et de toucher tous nos ennemis ! Tous ces Juifs, Arabes, francs-maçons, Noirs qui pillent notre patrimoine, infiltrent notre culture !

Le toubib s'arrêta net, scruta le visage de Gabriel.

– Vous me prenez pour un fou ? fit-il d'un ton à glacer le sang. Mais regardez, tout va dans notre sens, il n'est que temps d'ailleurs ! Timidement, je vous l'accorde. Mais l'accélération du processus de fichage, le refus des soins aux clandestins, l'encouragement à la délation, même ! C'est excellent tout cela, excellent !

La rage, la rage et la haine bouillonnaient dans les veines de Gabriel. Mais il fallait qu'il sache...

– Mais alors, qu'est-ce que vous fricotez avec les immigrés ? Pourquoi faire venir des étrangers en situation irrégulière ? Vous vous intéressez à leur santé ?

À nouveau, ce petit rire insupportable.

– Aha ! Comme c'est joliment dit ! Mais vous manquez de finesse ou d'imagination, cher Monsieur le Fouineur ! Il ne s'agit pas d'exterminer, mais d'utiliser à bon escient les êtres inférieurs !

Les corvées saisonnières ne manquent pas dans notre belle région. Aussi, importer de la main-d'œuvre extrêmement bon marché, est fort judicieux ! D'un côté, les clandestins ne risquent pas de réclamer une augmentation ou de se syndiquer ! De l'autre, bon nombre de patrons, entreprises, exploitations agricoles et autres, sont ravis de nos petits arrangements et nous sont donc, ainsi, redevables ! Nous adaptons l'esclavage aux temps modernes ! Nous jouons gagnants sur tous les tableaux !

– Ce qui signifie… ? demanda péniblement Gabriel, la gorge dans un étau.

– Vous connaissez le principe « Diviser pour mieux régner », n'est-ce pas ? Nous veillons à maintenir la pression. La meilleure méthode pour grossir le nombre de nos adeptes, souder les rangs, c'est la peur ! Propager l'insécurité pour propager notre vérité ! Ces clandestins représentent une pâte fort malléable, que nous adaptons à nos besoins ! Aidés, encadrés et bien endoctrinés, ils peuvent donner de parfaits terroristes ! Certains pensent même servir leur cause, voire leur pays, aha ! Alors qu'ils ne sont que nos boucs émissaires, en quelque sorte, fort utiles pour stimuler les réactions de l'opinion publique…

Gabriel avait la nausée. Nausée, vertige. Il fallait arrêter ce dingue. Au moins celui-là… Un fanatique dangereux comme la lèpre, ce truc ignoble, hideux, se répandant sournoisement… Peut-être que s'il avait été armé, il l'aurait buté sur-le-champ. Peut-être…

Il jeta un coup d'œil aux deux gardes qui n'avaient pas bronché durant le dithyrambe. Le blond Brutus s'examinait les ongles comme s'il allait les polir du regard. L'autre paraissait absorbé dans une contemplation toute intérieure…

C'est alors que grésilla une sorte de petite sonnerie. Fourlant fit pivoter son fauteuil, se tournant vers le retour du bureau. Gabriel ne pouvait pas voir ce qu'il regardait. Le toubib se leva, s'inclina légèrement en direction du Poulpe et, de son air suprêmement ironique, lui annonça :

– Des visiteurs, excusez-moi ! Quelques minutes de répit, Monsieur le Fouineur, méditez donc mes instructives paroles ! Je reviens dans un instant, fit-il à ses mignons qui hochèrent du chef silencieusement.

Sur ce, il traversa la salle d'un pas martial et sortit par la porte d'acier.

21

Le Poulpe n'hésita plus, c'était le moment ou jamais. Il balança avec force sa canette, précieusement et discrètement conservée, sur le blondinet. Celui-ci ne s'attendait visiblement pas à ça, la bouteille le percuta de plein fouet au visage, l'arête nasale explosa, le sang se mit aussitôt à pisser. Sous le choc, sa tête valdingua contre la colonne où il était toujours appuyé. Un peu estourbi, il eut néanmoins le réflexe de tirer.

Durant ces quelques secondes, son collègue, bon pro, avait déjà fait cracher son arme, ratant de peu Gabriel. Mais Brutus fut gêné dans son tir par le fauteuil que le Poulpe avait propulsé dans sa direction. Et plus gêné encore par la bastos du blondinet, qu'il réceptionna en plein dans l'œil. Pénétration et sortie directes. Giclèrent matières glaireuses et sanguinolentes, entremêlées en un geyser répugnant. Il poussa un braiment d'âne châtré, tout en basculant vers l'arrière sur le divan.

Gabriel avait d'autres chats à fouetter. Il désarma le blond d'un impeccable lancé-jeté de la jambe droite, pile-poil sur le poignet du mignon, qui en lâcha son pétard. Le blond bondit alors sur Gabriel, prêt à le recevoir. Choc violent et sourd des corps qui roulèrent sur les dalles. La lutte s'avéra serrée, Brutus 1 n'était pas en guimauve. Putain ! des coups à assommer un bœuf, jaugea Gabriel. Sa pommette droite éclata. L'autre pilonnait et, malgré ses ripostes, le Poulpe se sentait faiblir… Le blond prit l'avantage, lui enserra le cou de ses deux battoirs, tout en cherchant à lui fracasser le crâne sur le sol. *« La souplesse s'impose à la dureté »*… Gabriel, au bord de l'asphyxie, cessa une fraction de seconde de lutter contre la poigne de fer. Le blond se penchant alors un peu trop, il lui attrapa la tête et lui enfonça bien profond ses pouces dans les yeux. L'autre grogna mais finit par relâcher son étau ; le Poulpe reprit le dessus. La dose phénoménale de rogne qui l'habitait se transforma en un savatage en règle, un laminage judicieux. L'autre s'étiolait à vitesse grand V, entre quelques craquements funestes ; un maxillaire, une dentition en chute libre, une arcade sourcilière à ciel ouvert…

Pour conclure, deux coups offerts par la maison dans les joyeuses – qui en devinrent sûrement tristes, le Poulpe ne vérifia pas. Et une frappe du tranchant de la main, juste sous l'oreille encore intacte. Imparable. Brutus 1 se rabougrit complètement, sans même un grognement.

Gabriel s'arrêta, plutôt écœuré. Merde ! Ce salaud lui en aurait fait perdre la boule... Il le fouilla rapidement. L'enfoiré lui avait piqué son Laguiole ! Les guibolles un peu flageolantes, Gabriel se releva, sa pommette lui faisait un mal de chien. Il ramassa le flingue, alla jeter un regard sur le deuxième garde, derrière le divan ; il gisait à moitié étendu, râlant encore doucement, la tête baignant dans un magma étoilé de choses grises et rosées tremblotantes. La balle était entrée droit dans l'orbite et était ressortie de l'autre côté. Vu les dégâts, il n'aurait sûrement pas le loisir de tester les dernières greffes de cornée... De plus, il avait taché le beau divan couleur jade, en un camaïeu de rouge sale sur vert, très mal assorti, son boss n'apprécierait pas ! ricana pour lui-même Gabriel, à deux doigts de la gerbe. Il se força malgré tout à inspecter le corps, sans rien trouver. Il récupéra le deuxième Beretta, l'enfourna sous sa veste, puis se mit à fureter dans l'antre. Il n'avait sûrement pas beaucoup de temps devant lui, mais son intuition lui disait que ça vaudrait la peine.

Tout d'abord, il s'empressa d'aller mater derrière le bureau ce que Fourlant regardait lui-même avant de sortir. Le coin était aménagé en console basse où s'alignaient de petits écrans télés : les caméras de surveillance, disséminées dans la baraque de Fourlant !... Au moins, il savait où il était ! Il avisa, sur l'un des écrans, le salon où ce cinglé l'avait reçu. Il se pencha pour mieux voir et en resta comme deux ronds de flan, se demandant si ce n'était pas un retour d'hallu.

Dans la rotonde, où pouvait loger une famille entière et face à un Fourlant en pleine phase mondaine, vêtue d'un sweat rose adorablement décolleté, Cheryl, en personne ! Et, à ses côtés, Bilou lui-même ! Un Bilou qui n'avait pas l'air très à l'aise, mais l'écran était petit, c'était peut-être une idée qu'il se faisait. En tout cas, faudrait lui expliquer ! Dommage, il n'y avait pas le son, quoique, en cherchant bien… Mais il y avait plus urgent. Il examina les écrans, successivement, afin de découvrir d'éventuels clones des Brutus dans les coins. Rien. Il reconnut Tom, officiant dans la cuisine. Dingue, ce truc de caméras, complètement paranoïaque, le gus ! Il délaissa cette fantaisie de Mabuse racorni du cervelet et se dirigea vers l'espèce de zone bibliothèque. Des rayonnages surchargés, en bois massif, surmontaient des panneaux bas, fermés, et encadraient une sorte de scriban très large. Sans s'embarrasser de fioritures, le Poulpe força le battant à l'aide de son couteau et découvrit un ordinateur. Les meubles bas, eux, contenaient la suite du parfait équipement informatique. Imprimante et autres gourbis dont Gabriel n'avait rien à secouer. Non, l'intéressant, c'étaient les disquettes alignées par rangées et les séries de dossiers sur les rayonnages, classés par ordre alphabétique, un feuillet mobile indiquant chaque lettre. Le Poulpe s'empara de la fiche « N ». Bien qu'il s'y attendît, pas besoin d'être devin pour cela, sa lecture lui brouilla la vue. N comme nègre, névropathe… N comme nazillon, oui ! rugit-il. Des signes renvoyaient à des numéros. Il n'alla pas plus loin. De fureur, il bazarda le tout à terre en un fouillis indescriptible, enchevêtrement de papelards et disquettes, qu'il piétina, lacéra. Il s'acharna ensuite sur l'ordinateur avec férocité. Resterait pas grand-chose à ces enculés ! Ça ne suffisait pas. Merde ! Pas de feu sur lui pour faire flamber sur-le-champ toute cette saloperie ! Mais c'est ce qu'il allait faire... D'abord, récupérer Cheryl et Bilou, neutraliser Fourlant... Dans sa rage, le Poulpe sentit qu'il perdait de sa lucidité. Il allait agir au feeling, dans l'urgence. Mais ce dont il était certain, c'était que le psychopathe ne récupérerait pas cette ignominie...

Il était temps de sortir, sa claustro revenait au triple galop. Auparavant, il jeta encore un coup d'œil aux écrans. Ça allait, Cheryl et Bilou occupaient toujours l'autre...

Gabriel trouva facilement le bouton commandant la porte d'acier, se retrouva dans la salle voûtée. Il grimpa le second escalier qu'il avait vu en arrivant et qui menait vers la lumière du jour. En haut des marches, le Poulpe s'arrêta prudemment, tendant l'oreille. Aucun bruit. Il coula un regard ; il était au seuil d'une sorte de véranda, baignée de soleil, pleine de plantes énormes et de fauteuils en rotin. Au-dehors, un jardin magnifique dont la pente douce allait s'alanguir au pied d'un bois de pins. Sa situation géographique lui échappant quelque peu, Gabriel opta au hasard pour le couloir de gauche, forcément ! Dos au mur et arme en main, ses baskets ne faisaient aucun bruit sur le dallage marbré. La souplesse silencieuse du félin, un félin plutôt éreinté ! songea-t-il tout en progressant jusqu'au bout du couloir...

Une porte entrebâillée, à double battant, l'y attendait. Il se colla derrière, des bruits de voix lui parvinrent. Il glissa un regard, c'était bien le salon à quelques mètres à peine. Il voyait le haut des crânes de Cheryl et de Bilou ; Fourlant leur faisait face. Pas possible, ce nabab disjoncté draguait Cheryl !

Sans hésitation, le Poulpe se propulsa dans la pièce, arme pointée sur Fourlant.

– On ne bouge pas ! beugla-t-il. Fourlant, mains sur la tête, exécution !

Le toubib lui décocha un regard indéchiffrable, mais obtempéra. Les crânes de Bilou et Cheryl n'avaient pas bougé d'un iota. En quelques enjambées, Gabriel avait rejoint l'assemblée et braquait son flingue sous le nez de Fourlant.

Bilou ouvrait un four propre à gober toutes les mouches saint-carmaises. Cheryl, quant à elle, se leva le plus tranquillement du monde et lissa le bout de moire rosée lui servant, accessoirement, de jupe.

– Eh bien, docteur, vous avez une animation locale remarquable !

– Excusez-moi, chère madame. C'est un incident fort regrettable, mais ne vous inquiétez pas. Ce patient, hélas ! est un peu agité, mais nullement dangereux.

Fourlant se tourna vers le Poulpe, ignorant l'arme pointée sur lui et tendit la main.

– Allons, fit-il d'un ton paternaliste, soyez raisonnable ! Rendez-moi votre joujou. Dans votre état, vous pourriez blesser quelqu'un !

– Mains sur la tête, j'ai dit ! rugit Gabriel. Parole, ce salopard se payait sa tête ou il était vraiment cintré !

Le toubib remit les mains sur la tête, mais il ne s'avouait toujours pas vaincu.

– Je vous le répète, déposez votre arme ! Que comptez-vous donc faire ? Rien, n'est ce pas ? Vous me voyez sincèrement navré, chère petite madame, enchaîna-t-il en s'adressant à Cheryl, cette scène est... ridicule ! Mais ce pauvre garçon est, comment dire, la proie d'un délire paranoïaque...

Cheryl s'approcha du toubib, l'œil étincelant.

– Écoute, pépère, je ne sais pas ce que t'as fait à ce « pauvre garçon ». Mais vaudrait mieux pour ton résidu de service trois pièces, que le « pauvre garçon » soit en parfaite santé, ce qui ne semble pas être, à première vue. Secundo, tu me redis encore une fois « chère petite madame » et je t'explose ta gueule de bellâtre ranci, vu ?

Pour la première fois, Gabriel vit Fourlant décontenancé, de façon fugitive certes, mais quand même !

– À mon avis, doc, je la croirais sur parole, lança-t-il joyeusement.

– C'est vrai, quoi, reprit Cheryl, très grande dame, à l'intention des deux autres, j'ai horreur de cette familiarité déplacée !

Bilou gloussa tout à coup. Vrai, ça valait une brouettée d'antidépresseurs !

– Je vois, dit Fourlant, retrouvant son ton glacial et ironique. Quel tableau de famille touchant,

Monsieur et Madame ! Mais que désirez-vous au juste ? Vous ne pouvez rien contre moi ! Vous comptez aller vous plaindre, le docteur n'a pas été gentil avec vous ? Ou bien leur conter vos élucubrations au sujet de cette petite oie d'Octavio ? On vous rira au nez ! Vous n'avez rien à leur donner, rien ! Et votre parole face à la mienne, mon cher, ne peut en aucun cas faire le poids !

Gabriel lui fit son rictus de loup, c'est lui qui menait le quadrille désormais ! Puis il regarda Cheryl et lui décocha un sourire éblouissant, qu'elle lui rendit illico. Ils étaient sur la même longueur d'ondes…

Le Poulpe savait comment il allait conclure. Une partie de poker menteur…

22

Tout à coup, résonna une cavalcade et ce n'était pas un faon au pied léger, mais le blondinet qui déboula dans la pièce, l'air hagard et plutôt amoché du portrait.

Merde, pensa Gabriel, le loustic avait déjà récupéré ! C'est que ça a la peau dure, ces petites bêtes-là ! De surcroît, ıl était à nouveau enfouraillé.

– Patron ! crachota le garde légèrement handicapé de la mâchoire, avant de piler net en avisant la situation. Le boss en question étant menacé d'une arme pointée sur lui, il se trouvait confronté à un gros problème métaphysique.

Fourlant lui intima d'un ton cassant :

– Débarrasse-moi de cette racaille !

– Brutus, tu poses gentiment ton feu et ton cul par terre, mains sur la tête, contrordonna le Poulpe.

Le blond regarda alternativement Fourlant et Gabriel, les neurones en points d'interrogation. Une double dose en quelques secondes, ordre, contrordre; pour peu, il allait tilter. La correction infligée par Gabriel avait laissé des marques... Alors, comme à l'armée, il obéit au dernier qui avait parlé. Il posa son Lüger, s'assit en tailleur et croisa benoîtement les mimines au-dessus du crâne. Cheryl se précipita et ramassa l'arme. Gabriel fut tout épaté de son aisance, on aurait dit qu'elle avait manié des flingues toute sa vie, plutôt que des ciseaux de coiffeuse! Adorable, positivement adorable!

Le toubib prit son air hautain pour annoncer :

– Violation de domicile, sévices, ça va vous coûter cher...

– Les flics? Pauvre doc! Rien à foutre des flics!

– Vous êtes quoi, au juste? Un nouveau Zorro, un justicier défendant la veuve et l'orphelin? Vous êtes pitoyable, mon cher! persifla Fourlant.

– Juste un mec curieux, toubib. Et qui a horreur qu'on se paye sa fiole... Alors je vais vous dire à quoi j'ai occupé mon temps, dans votre cave. J'ai quelque peu bidouillé votre ordinateur. Une petite gâterie, à ma façon. Si je ne redescends pas y remédier, votre disque dur, vous pouvez y dire adieu!

C'était un peu gros, songea le Poulpe, mais il y avait une chance sur deux que Fourlant ne prenne pas le risque...

Sans répondre, le toubib le toisa avec morgue.

– Ça, c'était votre tour au grattage, reprit le

Poulpe d'un ton nonchalant. Mais vous avez droit au tirage : une belle flambée avec votre wagon de disquettes et de dossiers, c'est quasi le gros lot que vous décrochez !

Là, il y eut enfin une réaction. Gabriel le devina dans le regard de Fourlant : le toubib allait jouer sa mise.

– Un arrangement ? Vous me paraissez déjà plus sensé, mon cher ! J'avoue que votre côté, hum... désintéressé de l'affaire était difficile à avaler...

Fourlant s'arrêta quelques secondes, puis annonça avec mépris :

– Je ne dispose que de cent cinquante mille francs en liquide, car je suppose que vous voulez du liquide ? C'est toujours ce que réclament les petits maîtres chanteurs !

Sans prévenir, Cheryl envoya une baffe au toubib, une beigne que Gabriel n'aurait pas reniée... Elle expliqua simplement :

– Je n'aime pas ces sous-entendus.

Fourlant ne broncha pas. Mais si ses prunelles avaient été des couteaux, il dépeçait Cheryl sur place.

– Ma douce, n'abîme pas trop la marchandise, enfin... pas tout de suite.

– Un simple avant-goût, mon grand, pour qu'il rabatte son caquet...

Bilou semblait à la fois effaré et aux anges. La situation devait être totalement inédite pour lui, mais pleine d'originalité...

– Allons-y, doc. Et n'oubliez pas, votre disque dur m'attend... Mais avant, appelez Tom.

Fourlant ne manifesta aucune surprise. Le Poulpe se dit qu'il s'était gouré, ce gus n'était pas un cobra;

son sang-froid aurait glacé n'importe quel serpent. Toujours sous la menace de l'arme du Poulpe, le toubib prit son espèce de boîtier. Quelques secondes furent nécessaires pour la matérialisation de Tom.

– Monsieur m'a…

Le reste se bloqua dans un hoquet de stupéfaction. Mais Tom pigea vite, très vite. Il fut sur le blond sans que quiconque eût le temps de moufter et lui abattit un poing-massue sur la tête. L'autre repartit au pays des songes. Tom ne s'arrêta pas au fait que Brutus 1 était déjà en piteux état, il l'assaisonna encore de quelques coups, jusqu'à ce que le Poulpe lui braille :

– Tom ! Ça suffit !

La grêle de gnons cessa. Le blond n'avait certainement jamais remporté de prix de beauté, mais là, il pourrait gagner celui d'horreur ecchymosée…

– Tom, lui demanda Gabriel, MONSIEUR s'apprêtait à nous octroyer une subvention de quinze briques. Je suppose qu'il a un coffre ? Peut-être dans ce sous-sol de luxe ?

– Il y a bien un coffre, répondit Tom, mais pas en bas. Il est dans son petit bureau, juste à côté.

Fourlant cracha par terre :

– Sale nègre.

Tom ne moufta pas. Mais le Poulpe comprit qu'il attendait son heure…

Le blond n'allait pas refaire surface de sitôt, s'il devait refaire surface ! Cependant, Bilou décida de rester dans la pièce et par prudence, Cheryl lui confia le Lüger confisqué au garde. Pour sa part, elle les accompagnait, n'étant pas venue pour une simple figuration.

Le trio escorta donc le toubib jusqu'au dit bureau. Une pièce très agréable, ouvrant sur le jardin intérieur, un endroit calme, propice à la méditation, songea Gabriel en reluquant les bibliothèques et les confortables fauteuils. Fourlant se dirigea vers deux battants clos, enchâssés dans les rayonnages. Gabriel, qui le collait, lui enjoignit :

– Pas d'entourloupes, sinon…

Le toubib haussa les épaules dédaigneusement. Il ouvrit les portes et dévoila un petit coffre-fort. Fourlant s'apprêtait à en tripoter les boutons, lorsque Tom, bousculant au passage Gabriel, se précipita sur lui et le frappa avec force au visage.

– Salopard ! éructa le Black.

Puis, il expliqua à Gabriel et Cheryl, plutôt interloqués :

– Il faut qu'il déconnecte l'alarme avec son boîtier, sinon, les flics sont là dans cinq minutes.

– Tu sais le faire ?

– Je sais comment il procède, mais je n'ai jamais eu l'occasion d'essayer !

– Fourlant, je vous avais dit, pas d'embrouilles ! tonna le Poulpe. Je crains donc fort que votre beau fichier n'en prenne un coup !

– Pauvres minables ! grinça le toubib. Mais cette fois, il s'attela correctement à l'ouverture du coffre. Puis, y puisant des liasses, il les jeta à terre.

– Vous pouvez recompter…

Le Poulpe ne s'arrêta pas à cette provocation de bas étage. Il confia l'un des berettas à Cheryl et lui murmura à l'oreille :

– Je redescends. Un truc à finir. Tu prends le blé

et vous surveillez le vieux, OK ? Je vous retrouve avec Bilou, dans le salon.

Elle acquiesça silencieusement.

Gabriel fonça dans la pièce où Bilou, très flegmatique avec sa pétoire à la main, faisait le tour des sculptures.

– Y a des choses magnifiques, ici !

– Ben, sers-toi, mon grand ! C'est la fête à neuneu, aujourd'hui ! Bon, tu me files tes aloufs ?

Bilou, d'un air intrigué, tendit sa boîte d'allumettes à Gabriel et demanda :

– J'espère que c'est pas pour un barbecue ?

– Juste un bûcher, le bûcher des horreurs…

– Tu me rassures, j'avais pas pris les brochettes… Au fait, les flambées prennent mieux avec la ventilation. Mais moi, c'que j'en dis…

Gabriel lui sourit, décidément, Bilou était un mec au poil…

Puis il trissa vers le sous-sol, tout en songeant que, pour un claustro, c'était pas une vie… La porte d'acier était restée ouverte. Sans perdre de temps, ni un regard pour le corps du deuxième garde, le Poulpe fit un tas des papiers et disquettes, y ajoutant tout ce qu'il put dégotter en faisant le ménage. Un ménage qui se révéla d'ailleurs fort instructif… Consciencieusement, il alluma plusieurs foyers. Et se grouilla de remonter, laissant la porte ouverte pour une meilleure oxygénation. « *Tout échappe à celui qui accapare* »… Si Gabriel ignorait en combien de temps l'incendie allait se propager, il savait néanmoins qu'il fallait déguerpir au plus vite…

23

Le Poulpe déboula dans le salon, où Cheryl, Bilou et Tom, qui avait récupéré le Lüger, veillaient sur le toubib muré dans un silence hautain. Quant à son garde, il était toujours au pays des vapes. Gabriel les informa rapidement :

– On lève le camp ! C'est le début des incendies de forêt, pas vrai Fourlant ? Eh bien ! Y en a qui démarrent dans votre terrier, faites sortir les renards !

– Non ! hurla le toubib, vous n'avez pas osé ? Vous n'avez pas fait ÇA ?

Comme un diable pris de folie, il fila vers le sous-sol. Pris au dépourvu, le Poulpe eut un instant d'hésitation. Pas Tom. Il se précipita à la suite de Fourlant et le blackboula à terre, dans une mêlée qui n'avait rien de sensuel. Pour son âge, le médecin avait du tonus, l'énergie du désespoir ! ricana en lousdé Gabriel. Tout alla très vite. Un coup de feu partit. Un cri… Tom se releva, son impeccable ensemble blanc salopé d'un mouchetis écarlate. L'air plutôt sonné, il articula :

– Je… je ne voulais pas… C'est… Il est… ?

Le Poulpe s'avança pour évaluer la situation, mais il était à peu près certain que l'au-delà allait accueillir un membre de plus… Fourlant avait pris la balle au niveau de la gorge. Un flux rouge vif s'échappait du trou en bouillonnant allegro, ensanglantant le plastron du moribond, s'égouttant sur le marbre blanc… Les yeux à demi-ouverts, l'air vaguement stupéfait, le toubib râlait. Son gémissement rauque allait s'amenuisant, s'étouffant dans la cascade visqueuse et sanguinolente qui sortait de ses lèvres. Puis, ce fut le silence... Cheryl réagit la première, rompant le charme sous lequel ils semblaient tous pétrifiés :

– Les mecs, du nerf ! Y a le feu, je vous rappelle !

Gabriel se secoua. Il traîna le corps inanimé du garde sur le dallage, le rapprochant du moribond. D'une pression amicale, il secoua ensuite Tom, toujours hagard, et lui reprit le Lüger. Il essuya l'arme et la colla dans la main du blond. Quelques gestes pour le fignolage... En souvenir de Marianne, sa mère et sa tante, pensa Gabriel en guise d'épitaphe. Les keufs auraient des problèmes existentiels à résoudre, toujours ça de pris...

Cheryl avait déjà galopé vers la sortie, suivie de Bilou, les bras chargés. Le Poulpe dut empoigner Tom, qui regardait toujours le corps de Fourlant.

– C'est un accident, je te jure !

– Ça ira, Tom, je t'assure ! Le toubib a fait une mauvaise rencontre, point.

Une poignée de secondes, Tom le regarda silencieusement, les yeux brillants... Ils s'élancèrent sur les traces de Cheryl et Bilou. Mais juste avant de sortir, Tom s'écria :

– La grille !

Et il fila à nouveau vers l'intérieur, revenant une poignée d'instants après.

De la fumée commençait à envahir la maison, accompagnée d'une odeur désagréable...

Gabriel et Tom rejoignirent enfin les deux autres qui les attendaient sur l'esplanade. Ils s'engouffrèrent dans une Twingo blanche, Cheryl au volant et Gabriel à ses côtés, Bilou se casant à l'arrière. Tom, lui, monta dans sa fourgonnette. Il devrait être officiellement absent pendant le «drame».

Cheryl manœuvra avec dextérité pour le suivre et ils sortirent rapidement de la propriété, récupérant la départementale. Derrière eux, une sorte de nuage s'élevait doucement vers le ciel limpide.

– Comment tu te sens, Gabriel? demanda Cheryl, matant à la dérobée l'aspect tuméfié de son Poulpe.

– Y'a eu plus frais, reconnut-il, la marée est pas du jour!

Il s'empressa d'aborder un autre sujet.

– C'est ta bagnole?

– Une dénommée Hélène B. l'a louée..., répondit-elle sur le mode mutin.

Mais, en réponse, il grogna :

– Je ne sais pas ce que ces enfoirés ont fait de ma caisse...

Gabriel n'espérait qu'à moitié la retrouver sur la route. Mais les autres avaient fait le ménage... Tant pis, il ne pourrait pas la dealer à Raymond.

– Ça pose un problème?

– Pas plus que ça...

Cheryl pigea à demi-mot. Les loueurs s'en foutraient, de toute façon. Quant à Raymond, il se rattraperait sur la Twingo... Rien de dramatique. Et puis, elle avait une bonne nouvelle :

– Dis donc, ton toubib, c'était un petit cachottier... Dans le coffre, il y avait bien plus qu'annoncé!

– Combien?

– Quatre-vingts bâtons...

Nouveau grognement du Poulpe, mais de satisfaction cette fois. Il y aurait du gâteau pour tout le monde…

– J'ai encore une bonne surprise ! fit-elle joyeusement. Tom n'a pas eu le temps de les voir, mais j'ai aussi mis la main sur ses papiers d'identité…

Un silence suivit cette déclaration. Gabriel songea que ceci expliquait cela, puis, s'adressant à Bilou fort silencieux jusque-là :

– On va chez toi ?

– Pas de problème, mon grand !

– Qu'est-ce que t'as embarqué ?

– Oh ! quelques pièces toutes simples. Mais de savoir que ces sculptures allaient cramer, ça me flanquait mal au bide !

Cheryl, tout en pilotant en souplesse au train de la fourgonnette qui les précédait, demanda à Gabriel :

– Je te raconte mon arrivée ?

– Pas tout de suite, ma douce, c'est pas vraiment le moment !

Ouais ! Ben la prochaine fois, elle laisserait le Poulpe se dépoulper tout seul ! pensa-t-elle en fixant l'asphalte d'un air mi-boudeur, mi-rageur… C'est comme ça, les mecs ! Faut qu'y gardent le premier rôle jusqu'au bout…

Gabriel, pour atténuer l'effet de sa réponse, glissa une main sur la cuisse soyeuse et la pressa tendrement. Mais vrai qu'il y avait d'autres urgences…

24

Arrivés chez Bilou – lieu qu'elle semblait avoir déjà visité, Cheryl officia d'emblée et d'autorité comme panseuse. Leur hôte servit une tournée ; pastis pour Cheryl et Bilou ; bières pour Gabriel et Tom, de la Kingston, une bière au rhum. Histoire de requinquer les effectifs…

Puisqu'ils étaient à peu près du même format, Tom et lui, le Poulpe lui pêcha une tenue de rechange dans ses affaires. Ils s'occupèrent ensuite du contenu du coffre que Cheryl trimballait dans sa musette. Lorsque Gabriel distribua le fric, Bilou refusa sa part.

– Non, mon grand ; moi, j'ai rien fait dans l'affaire, alors gardez vos quinze briques.

– Bilou, arrête de déconner ! T'as besoin de ce pognon, alors t'empoches et basta !

Décidément, l'animal ne cesserait de l'étonner ! se dit le Poulpe. Il aborda donc la question sous un autre angle.

– OK ! Je te file pas ce fric…,

Cheryl arqua ses jolis sourcils, se demandant ce que Gabriel tramait.

– …seulement, je t'achète une sculpture ! Ça marche comme ça ?

– T'es pire qu'une mule, toi ! rigola Bilou.

– *« Seul celui qui n'est pas réduit à lutter pour vivre, peut apprécier sagement la vie »*, cita Gabriel de mémoire.

Ils palabrèrent encore un peu et, sous l'insistance conjointe du Poulpe et de Cheryl, Bilou finit par accepter. Il fut également chargé de remettre une part à

Mina et Ahmid. Car Gabriel, même s'il s'en attristait un peu, n'était pas sûr de les voir avant leur départ. Pas question en effet de s'éterniser dans le patelin…

Quant à Tom, ce fut le regard embué qu'il contempla autant la liasse de biftons que ses papiers d'identité.

– Ce salaud, il me les avait confisqués ! Sans eux…

Il se tut et regarda longuement Gabriel avant d'ajouter, d'un ton très bas :

– Je vais enfin réaliser mon rêve…

– Et c'est… ?

– Tu vas rire… Terminer mes études de médecine !

Encore un qui lui en bouchait un coin ! Cependant, le Poulpe ne prit pas le temps de savourer l'ironie de la situation. Il s'inquiétait pour le grand Black, ne tenant pas à ce que Tom puisse être suspecté de quoi que ce soit… Il allait lui en parler, mais Tom l'arrêta d'un geste.

– Attends, je sais ce que tu vas dire. J'ai pas l'intention de porter le chapeau, ni de moisir ici, d'ailleurs. Mais c'est pas en me tirant maintenant que j'arrangerais mes affaires. Et les flics d'ici me connaissent bien, ça ira.

– C'est pas seulement les bleus du coin qui vont s'occuper d'un cas comme Fourlant !

– De toute façon, l'interrompit Bilou, nous avons passé l'après-midi ensemble, puisque tu venais me passer une commande pour le toubib… Au cas où…

Tom le remercia d'un signe.

Cheryl, à son tour, remarqua :

– Quel que soit l'état des corps qu'ils vont découvrir, il n'y a aucun motif pour les keufs d'inquiéter Tom ; tu as fait le nécessaire. Quant au coffre, je m'en suis occupée en personne… avec des gants, bien entendu ! Donc, ce pauvre Fourlant a été victime d'un cambriolage sanglant et Tom a un alibi ! conclut-elle malicieusement.

Le Poulpe lui adressa un regard appréciateur.

– Je t'assure, insista Tom, y aura pas de lézard. J'm'en sortirai… « blanc » comme neige !

Ils éclatèrent de rire en chœur.

Bon, OK, Gabriel se rangeait à leurs arguments, ça tenait la route. Néanmoins, il avait encore un souci. La bande du Hameau. Sûr et certain qu'ils n'allaient pas apprécier la perte de leur « mécène ». Pour Cheryl et lui, pas de problème, ils ne remonteraient pas leur piste. Mais il en irait peut-être autrement pour Bilou, sans compter Ahmid, Mina…

Il fit part de ses cogitations aux autres. Mais Tom, encore, résolut la question.

– J'y ai pensé. Moi, je vais aller discuter avec eux, en tant que… nègre ! Et ex-larbin de Fourlant… Crois-moi, je sais quoi leur dire. Et je peux te jurer qu'après ça, l'image de leur idole en aura pris un drôle de coup. Ils en remercieront les « cambrioleurs » !

Tom dressa son imposante carrure.

– Faut que j'y aille…, dit-il simplement.

Ils s'étreignirent, Gabriel et lui. Cheryl l'embrassa à son tour comme du bon pain ce qui rendit Tom tout chose. Du coup, pour cacher son émotion, il broya consciencieusement les épaules de Bilou, qui n'en demandait pas tant.

– Tom, j'suis un travailleur manuel. Alors, si t'abîmes les outils…

Ils rigolèrent. Mais ils avaient tous les quatre une drôle de petite boule dans la gorge.

– Adios, amigos ! lança Tom en sortant.

C'est alors que leur parvinrent dans le lointain les bruits des premières sirènes.

Bilou regarda alternativement Cheryl et Gabriel d'un air entendu et leur demanda :

– Je suppose que vous allez jouer aussi les courants d'air ?

Gabriel répondit par l'affirmative, mais Cheryl protesta qu'elle voulait au moins pisser auparavant.

– Je sais, lança-t-elle avec gouaille, normalement on dit : je vais me repoudrer le tarbouif. Mais je trouve ça moins précis…

Elle les abandonna, un peu ahuris, en tête-à-tête. En fait, elle avait sa petite idée derrière le crâne. Elle laissa une enveloppe à Bilou avec quelques biftons supplémentaires. Pour ma commande, précisa-t-elle dans le petit mot qui les accompagnait.

Lorsqu'elle revint dans la salle, elle était radieuse.

Vint le moment de se séparer, non sans émotion de part et d'autre. Mais ils se promirent de rester en contact. Cheryl insista d'ailleurs beaucoup à ce sujet. De façon très mystérieuse, estima Gabriel se demandant ce qu'elle mijotait… Ils laissèrent l'adresse de Cheryl et celui du bar-restau « Au pied de porc à la Sainte-Scolasse ». En lisant cela, Bilou s'écria :

– Mais c'était mon coin ! J'ai bossé des années au faubourg Saint-Antoine !

– J'me disais bien, aussi, que t'avais un air de famille ! rigola Gabriel avant d'ajouter, t'as qu'à demander le Poulpe. C'est ainsi que mes amis m'appellent…

Un sourire solaire irradia le visage de Bilou qui conclut, néanmoins, fort placidement…

– Dommage que tu ne sois pas sculpteur. Ça eût aidé, le style Shiva !…

Ultimes embrassades et Bilou les raccompagna jusqu'à leur Twingo : ils remontaient sur Paris par la route.

– En route pour de nouvelles aventures, dans la joie et la bonne humeur ! leur fit Bilou en agitant la main. Et en écrasant une larme…

Sacré Bilou, songea Gabriel.

25

Le voyage du retour s'opéra sans incident. Cheryl conduisit le plus gros du trajet, bien que Gabriel insistât pour la relayer. Mais il était complètement vidé et sombra à plusieurs reprises dans un sommeil plombé. Entre deux, il entreprit de faire à Cheryl un récit détaillé de ses dernières journées. Détaillé, peut-être ; décousu, certainement. Elle eut du mal à suivre…

Ils s'abreuvèrent également de quelques flashs d'infos distillés par la radio. On signala tout d'abord l'incendie qui ravageait la maison du docteur Fourlant. Ensuite, ils apprirent que, si la somptueuse demeure avait été entièrement détruite par les flammes, le sinistre avait pu néanmoins être circonscrit ; les pompiers avaient craint un temps que le feu n'embrase les pinèdes alentour et la piscine fut une réserve d'eau précieuse. Puis la découverte de corps carbonisés fut annoncée… Enfin, plus tard, la communauté médicale se déclara en deuil. L'un de ses membres les plus éminents avait péri dans cet incendie jugé criminel, même si on en ignorait encore les causes exactes. Les deux autres corps retrouvés devaient être ceux des gardes du docteur Fourlant, selon le témoignage de son majordome. Ce dernier, chance inespérée, était en courses au moment du drame…

Il fallut plusieurs centaines de bornes à Gabriel pour réaliser qu'il n'avait toujours pas demandé à Cheryl les raisons de sa présence à Saint-Carmat ! Du mou dans ses connexions nerveuses, de la gaffe dans l'air… Il tenta alors de se rattraper, le plus diplomatiquement possible.

Cheryl lui fit une risette tendrement ironique. Elle enfourna une cassette de Radiohead et rétorqua, fort lapidairement.

– Après l'heure, c'est plus l'heure !

Il n'était pas près de savoir le pourquoi du comment ! soupira Gabriel intérieurement… Sauf qu'en peu d'heures, il s'était fait shooter, menacer, castagner, des babioles, quoi ! Mais son état vasouilleux ne serait pas comptabilisé comme excuse, il le savait. Du coup, il se rendormit jusqu'à Paris… *« Garder son ignorance et voir les choses dans leur lumière. »*

Cheryl, au fond, s'en foutait royalement. Elle pourrait toujours le faire enrager, mais l'essentiel était qu'elle avait récupéré le Poulpe. Un peu mou de la tentacule, certes mais entier…

26

Le surlendemain, sous un soleil bien pâlot et par une température timorée du degré, Cheryl se rendit à l'aérodrome de Moisselles.

Gabriel avait pioncé vingt heures d'affilée, d'un sommeil pesant entrecoupé de brefs cauchemars. Il gémissait, transpirait, se mettait même à brailler par instants. Elle l'avait veillé avec patience, puis dorloté-mignoté à son réveil. Moments gorgés de tendresse et d'une émotion toujours intacte... Puis elle avait filé, lui recommandant simplement de s'octroyer une journée supplémentaire de repos.

Elle croisa un couple se hâtant vers un petit zinc affrété. Des caricatures du «prout prout très cher!» Le vieux beau lui lança une œillade admirative. Vengeance toute personnelle, Cheryl lui dressa un médius rageur et sourit à la vieille peau, en se passant lentement la langue sur les lèvres. Le couple n'attendit pas la suite.

Sous l'un des grands hangars, elle retrouva Raymond. Le mécano en chef, vêtu de son éternelle combinaison rouge vif et cambouis, trifouillait les entrailles d'un coucou pour baptêmes du dimanche.

– Bonjour Raymond! lança-t-elle d'un ton chantant.

Il releva une tête étonnée, puis détailla l'apparition, l'air d'apprécier.

– Tiens tiens! Mais c'est miss Cheryl ou bien j'ai la berlue! Il est en quarantaine, le rampant? Ou tu l'as vendu pour boire un coup?

Le rampant, c'était le surnom dont Raymond

gratifiait Gabriel, qui n'avait toujours pas passé son brevet de pilote. Pourtant, chaque fois qu'il raflait un peu de fric, le Poulpe l'investissait dans la remise en état de son Polikarpov I-16. Et c'était Raymond-doigts-de-fée qui s'en occupait.

– Dans l'état où il était, j'en aurais pas tiré cher ! rigola Cheryl.

– Il a rampé sur une mine ?

– Pas à ce point, heureusement ! Juste une petite visite chez un toubib...

– Et ça l'a rendu malade ?

– Simplement flagada...

– Ouais. Ben, qu'il compte pas là-d'ssus pour obtenir un rabais ! D'ailleurs, envoyer sa môme à sa place, je trouve pas ça honnête. S'il est juste flagada, comme tu dis, il pouvait bien attendre et venir lui-même, non ? Ou alors, il me snobe et ça, c'est mauvais pour son matricule !

Raymond râlait, signe de bonne santé.

– T'énerve pas, Raymond ! lui sourit Cheryl. Gabriel ne sait pas que je suis ici...

Là, elle lui coupait la chique, la môme.

Cheryl flâna du côté du zinc en question. Elle caressa doucement le fuselage monocoque, d'une main experte en délicatesses. D'instinct, elle devinait l'essentiel, aux yeux de Gabriel : faire renaître le phénix, perpétuer une certaine forme du mythe. La liberté n'a pas de prix !... Piloter le Mosca serait l'ultime phase. Une sacrée dose d'histoire dans les airs... En attendant, l'imaginaire palliait largement.

– Dis-moi, Raymond, avec vingt mille balles, qu'est-ce que tu peux faire pour l'améliorer ?

– Ma belle, j'suis mécano ; pas chirurgien esthétique et encore moins psychiatre.

Cheryl pouffa.

– Je sais qu'il est irrécupérable, mais il me plaît comme ça ! Alors, vingt mille, pour le zinc, ça donne quoi ?

– Il fait pas dans la largesse, ton bonhomme ! Avec ça, pas de quoi battre des ailes, même si lui bat de l'aile ! maugréa-t-il.

– Mais encore ?

– T'y connais quelque chose, ma grande ?

– Rien du tout, Raymond ! Un océan d'ignorance !

– Bon, avec ça, t'auras une poignée de culasses. Pas près de t'emmener en balade, le rampant !

– Dis-moi, justement, faudrait que tu me conseilles... Je veux prendre des cours de pilotage.

Ouais, Cheryl s'était mise dans le crâne que, le jour venu, elle comptait bien l'esbaudir, son Céphalopode Volant !

Raymond s'essuyait les mains, songeur.

– C'est pas une mauvaise idée... Mais faudra assurer, question blé.

Cheryl haussa gracieusement les épaules, ce ne serait pas un problème, elle se débrouillerait.

– Dans un premier temps, j'ai une Twingo, si ça t'intéresse...

– Vous pourriez varier, question marque ! ronchonna le mécano.

Elle lui fit un sourire à faire décoller tous les rampants.

– Alors Raymond, je commence quand ?

– J'peux rien refuser à une jolie môme ! Enfin...

Ils discutèrent donc des futurs cours de Cheryl. Et, dans le plus grand secret évidemment, convinrent d'un prochain rendez-vous.

– Tu diras au rampant qu'il a une sacrée veine. Mais s'il vient me voir aussi souvent, la prochaine fois, il pourra apporter les fleurs ! Allez, salut ma jolie !

– Au revoir Raymond, fit Cheryl en déposant un baiser sur la joue du mécano et s'en retourna de son pas dansant.

Illusion d'optique ou pas, le visage de Raymond avait pris la même teinte que sa combinaison.

27

Plusieurs jours après, Gabriel avait retrouvé non seulement la grande forme, mais aussi ses quartiers Au Pied de Porc à la Sainte-Scolasse. Il se délectait à petites gorgées de sa pinte de Murphys, particulièrement serein.

La journée avait démarré sous les meilleurs auspices. Il avait reçu un colis de Saint-Carmat, contenant… un anémomètre pour son Polikarpov ! C'était donc ça qu'avait mijoté Cheryl ! Un superbe travail exécuté par Bilou. En bois des îles, comme précisait le sculpteur dans la courte bafouille qui accompagnait le petit bijou. Raymond n'allait pas en revenir… Sacré Bilou ! Et sacrée Cheryl… Comme disait Lao Tseu : « *La perfection achevée semble imparfaite. Et pourtant elle rayonne sans fin.* »

Gérard essuyait des verres derrière son comptoir, examinant ostensiblement le Poulpe.

– T'as gagné au loto ou quoi ?

– Mieux que ça, Gérard, je suis un mec béni des dieux !

Le patron ricana.

– Faudra que tu m'expliques ! La dernière fois, t'avais pas l'air convaincu, côté dieux ! C'est ta virée chez les mystiques qui a déteint ?

Le Poulpe prit un air innocent :

– De quoi tu parles, Gérard ?

– À ton avis, je cause du cal'çon de mon grand-père ? Mais vas-y, continue à me prendre pour une bille ! râla Gérard.

– De loto ? Tu f'rais un sacré calibre, question bouboule !

Le patron avait effectivement des rondeurs affirmées, surtout au niveau de l'estomac. Les quelques habitués présents rigolèrent en sourdine.

– C'est toi, Gabriel, qui vas me les flanquer, les boules... soupira le Gros.

Puis il se jeta le torchon sur l'épaule et vint se poser près de Gabriel.

– Bon, y a deux ou trois choses que j'aimerais que tu me précises, au sujet de ces soi-disantes suicidées.

Le souvenir des deux sœurs et de la petite Marianne nuança quelque peu la belle humeur de Gabriel. Leurs morts n'avaient pas suscité le même hommage appuyé que celle de Fourlant ! Concerto pour une ordure, louanges dithyrambiques en mémoire de celui qui aurait été victime de son courage en luttant contre des malfaiteurs venus le dépouiller, puis l'incendier ! Conclusion z'officielle, ben voyons...

– Les pauvres, elles n'étaient pas plus folles que toi ou moi..., dit le Poulpe d'un air songeur.

– Pour toi, ça reste encore à prouver, mais passons... Qu'est-ce qu'elle avait trouvé, la fille du labo ?

– Solange ? Elle avait lu un fax destiné à Fourlant, envoyé par erreur au labo. Une liste de noms...

– Je vois pas la coupure ?

– Des noms, mais aussi la race. Que des Blacks ou des Arabes... En fait, c'était la liste des patients que Fourlant avait fait recenser par tout un tas de médecins de la région. Sans leur dire de quoi il s'agissait...

– Mais pour faire quoi, bon sang ?

– Leur fourguer une poudre de perlimpinpin. Sous couvert d'une étude pour l'un des produits fabriqués par son labo, il aurait fait distribuer uniquement des placebos à tous ces patients.

– Des quoi ? demanda le Gros en se grattouillant l'occiput.

– Des placebos, c'est-à-dire du vent. Dans tous les essais de médicaments, il y a certains malades qui reçoivent le vrai produit et d'autres des nèfles, sans le savoir, pas plus que le médecin qui leur file d'ailleurs. La méthode de comparaison habituelle de ce genre d'études ; paraîtrait même que certains malades vont mieux avec le placebo ! Sauf que là, le produit en question n'aurait peut-être pas été inoffensif... Quoi qu'il en soit, les intermédiaires entre les médecins et le labo, ce sont les visiteurs médicaux. Dont Solange... Le fax qu'elle a eu entre les mains était suffisamment explicite. Son erreur a été de se précipiter pour en parler à Fourlant…

– Elle était pas très fut-fute !

– Elle devait être indignée de ce « recensement » racial. Elle n'a pas dû songer à plus grave, sinon elle n'aurait jamais été se jeter comme ça dans la gueule du loup !

– Et pourquoi la guignolade avec cierges et autres bondieuseries ?

– Je pense que c'est l'œuvre des Brutus qui officiaient comme gardes de Fourlant. Et, à mon avis, c'était pas seulement du maquillage de suicides. Mais une sorte de mise à mort expiatoire… C'est pas pour rien que Fourlant les avait recrutés, ces sbires ! J'ai lu quelques trucs sur eux, chez le toubib, ce précurseur du fichage généralisé ! Des hommes de main, peut-être ; mais des intégristes cathos de la pire eau bénite !

Le patron se releva, avec un sourire triomphant.

– Bon d'accord, t'avais raison, elles se sont fait buter. Mais c'est bien ce que j'avais dit dès le début ! Des obsédés du goupillon !

– Ouais, mais pas celles que tu croyais ! Et l'aspect médical ne t'avait pas franchement sauté aux yeux !

Gérard haussa les épaules et regagna son comptoir.

– N'empêche, j'étais quand même dans la note ! Et puis, ajouta-t-il traîtreusement, le côté médecine, j'le laissais à MON aide-cuistot !

– Pas vrai, t'es encore vexé !

– Pas du tout ! J'suis même très fier des capacités de Vlad !

Félix, qui sirotait son p'tit blanc au comptoir, jugea utile de préciser :

– Ça, on peut pas dire, le patron, il l'a eue plutôt mauvaise !

– Si tout le monde se ligue contre moi ! râla le Gros.

– À propos Gérard, il est où, Vlad ?

Le patron émit un grognement.

– Bah… Il est à l'École vétérinaire de Maisons-Alfort.

Gabriel lui jeta un coup d'œil interloqué.

– Il se recycle ?

– Non… Il accompagne Léon.

– T'as encore rendu ce clebs malade ?

– Pas du tout ! protesta vigoureusement Gérard.

– Mais encore ?

Félix se chargea d'informer Gabriel :

– Y fait des tests ! Des tests pour z'animaux !

– C'est une plaisanterie ?

Un peu à contrecœur, Gérard lui expliqua.

– C'est très sérieux, au contraire ! Une fois par semaine, Vlad l'emmène là-bas ; ils font goûter aux chiens des nouvelles pâtées…

Gabriel en resta comme deux ronds de flan. Partagé entre l'ahurissement et le fou rire, il se retint de demander si les clébards remplissaient un questionnaire… Décidément, le monde avait beaucoup encore à lui apprendre !

« Le faux paraît vrai
et le vrai paraît faux. »

LE POULPE

Jean-Bernard Pouy	*La petite écuyère a cafté*
Serge Quadruppani	*Saigne sur mer*
Patrick Raynal	*Arrêtez le carrelage*
Didier Daeninckx	*Nazis dans le métro*
Noël Simsolo	*Un travelo nommé désir*
Franck Pavloff	*Un trou dans la zone*
Paul Vecchiali	*La pieuvre par neuf*
Jean-Jacques Reboux	*La cerise sur le gâteux*
Claude Mesplède	*Le cantique des cantines*
Pascal Dessaint	*Les pis rennais*
Olivier Thiébaut	*Les pieds de la dame aux clebs*
Gérard Delteil	*Chili incarné*
Roger Martin	*Le G.A.L., l'égout*
Jean-Christophe Pinpin	*Les gens bons bâillonnés*
Bertrand Delcour	*Les sectes mercenaires*
Hervé Prudon	*Ouarzazate et mourir*
Guillaume Nicloux	*Le saint des seins*
Roger Dadoun	*Allah recherche l'autan perdu*
Pascale Fonteneau	*Les damnés de l'artère*
Sylvie Granotier	*Comme un coq en plâtre*
Romain Goupil	*Lundi, c'est sodomie*
Olivier Douyère	*Bunker Menteur*
François Joly	*Chicagone*
Michel Chevron	*J'irai faire Kafka sur vos tombes*
Mano Gentil	*Boucher double*

(Les autres titres sont en début d'ouvrage)

À PARAÎTRE

87. **Le Poulpe** - Jean-Pierre Andrevon
Papy end
88. **Le Poulpe** - Jacques Albina
Lazare dîne à Luynes
89. **Le Poulpe** - Hervé Le Tellier
La disparition de Perek
90. **Canaille/Revolver** - François Joly
Le grand blanc
91. **Instantanés de Polar** - Patrick Raynal
Nice-Est

Cet ouvrage a été imprimé
sur presse Cameron
par ***Bussière Camedan Imprimeries***
à Saint-Amand-Montrond (Cher)
en septembre 1997

– N° d'impression : 1/2586. –
Dépôt légal : septembre 1997.

Imprimé en France